Aprendizaje reflexivo en la Carrera de Medicina

Marcela Carina Agostini

Aprendizaje reflexivo en la Carrera de Medicina

Un estudio acerca del portafolio
en la adquisición de competencias profesionales

Colección UAI - Investigación

UAI EDITORIAL

teseo

Agostini , Marcela Carina
Aprendizaje reflexivo en la carrera de medicina : un estudio acerca del portafolio en la adquisición de competencias profesionales . - 1a ed. - Ciudad Autónoma de Buenos Aires : Teseo; Universidad Abierta Interamericana, 2015.
160 p. ; 20x13 cm.
ISBN 978-987-723-022-2
1. Medicina. 2. Enseñanza Universitaria. I. Título
CDD 610.7

UAI EDITORIAL

teseo

© Editorial Teseo, 2015

Teseo - UAI. Colección UAI - Investigación

Buenos Aires, Argentina

ISBN 978-987-723-022-2

Editorial Teseo

Hecho el depósito que previene la ley 11.723

Para sugerencias o comentarios acerca del contenido de esta obra, escríbanos a: **info@editorialteseo.com**

www.editorialteseo.com

Autoridades

Rector Emérito: Dr. Edgardo Néstor De Vincenzi
Rector: Mg. Rodolfo De Vincenzi
Vice-Rector Académico: Dr. Francisco Esteban
Vice-Rector de Gestión y Evaluación: Dr. Marcelo De Vincenzi
Vice-Rector de Extensión Universitaria: Ing. Luis Franchi
Decano de la Facultad de Ciencias Médicas: Dr. Roberto Cherjovsky

PRESENTACIÓN

La Universidad Abierta Interamericana ha planteado desde su fundación en el año 1995 una filosofía institucional en la que la enseñanza de nivel superior se encuentra integrada estrechamente con actividades de extensión y compromiso con la comunidad, y con la generación de conocimientos que contribuyan al desarrollo de la sociedad, en un marco de apertura y pluralismo de ideas.

En este escenario, la Universidad ha decidido emprender junto a la editorial Teseo una política de publicación de libros con el fin de promover la difusión de los resultados de investigación de los trabajos realizados por sus docentes e investigadores y, a través de ellos, contribuir al debate académico y al tratamiento de problemas relevantes y actuales.

La Colección Investigación Teseo - UAI abarca las distintas áreas del conocimiento, acorde a la diversidad de carreras de grado y posgrado dictadas por la institución académica en sus diferentes sedes territoriales y a partir de sus líneas estratégicas de investigación, que se extienden desde las ciencias médicas y de la salud, pasando por la tecnología informática, hasta las ciencias sociales y humanidades.

El modelo o formato de publicación y difusión elegido para esta colección merece ser destacado por posibilitar un acceso universal a sus contenidos. Además de la modalidad tradicional impresa comercializada en librerías seleccionadas y por nuevos sistemas globales de impresión y envío pago por demanda en distintos continentes, la UAI adhiere a la red internacional de acceso abierto para el conocimiento científico y a lo dispuesto por la Ley 26.899 sobre Repositorios digitales institucionales de acceso abierto en ciencia y tecnología, sancionada por el Honorable Congreso de la Nación Argentina el 13 de noviembre de 2013, poniendo a disposición del público en forma libre y gratuita la versión digital de sus producciones en el sitio web de la Universidad.

Con esta iniciativa la Universidad Abierta Interamericana ratifica su compromiso con una educación superior que busca en forma constante mejorar su calidad y contribuir al desarrollo de la comunidad nacional e internacional en la que se encuentra inserta.

Dr. Mario Lattuada
Secretaría de Investigación
Universidad Abierta Interamericana

ÍNDICE

Introducción 17

Capítulo I: Aprendizaje por competencias 25

Evaluación del aprendizaje por competencias 31

Capítulo II: Proceso de evaluación 35

Capítulo III: Instrumentos de evaluación 41

Capítulo IV: La reflexión en el proceso de evaluación 51

Capítulo V: Portafolio 55

Definiciones y antecedentes del portafolio....................55

Características 61

Proceso de elaboración 62

Tipos de portafolio 64

Portafolio electrónico..65

Fortalezas y debilidades del instrumento.......................67

Capítulo VI: Estudio empírico acerca de la
implementación del portafolio
en una Facultad de Medicina 71

Caracterización de los participantes...............................75

Opiniones acerca del portafolio.....................................78

Fortalezas y debilidades 83

Sugerencias para optimizar la utilización del
portafolio en la carrera de medicina 90

Opiniones acerca del portafolio.....................................91

Estructura y contenido adecuados a la evaluación de
competencias..102

Aspectos estresantes 115

Sugerencias para optimizar la utilización del
portafolio en la carrera de medicina 116

Comparación de las apreciaciones de alumnos y
docentes sobre la experiencia del portafolio....................118

Contradicciones y dificultades en relación con
la experiencia del portafolio que emergen de las
entrevistas 120

**Capítulo VII: Propuesta de diseño de un portafolio
electrónico en la Facultad de Medicina**...........................125

Reflexiones finales...135

Bibliografía 141

Quiero dedicar este libro a quienes me acompaña-
ron a lo largo de todo este camino, por estar a mi lado.
A Juan Carlos, mi esposo, y a Joaquín, mi querido hijo.

INTRODUCCIÓN

*"La gran meta de la educación no es el conocimiento
sino la acción"*
Herbert Spencer (1820-1903)

Grandes cambios estructurales que afectan a la sociedad actual están modificando los escenarios vitales en los que nos movemos, creando exigencias laborales y sociales que requieren profesionales que sepan poner en juego todos los conocimientos y habilidades así como adquirir otras nuevas. Por este motivo, para la formación del profesional médico en los últimos años, ha ganado terreno el aprendizaje fundado en la adquisición de competencias y principalmente de competencias profesionales.[1]

La multidimensionalidad que la competencia posee hace muy difícil su evaluación mediante un único instrumento, ya que no existen herramientas de este tipo que combinen a la vez un abordaje global y una exploración amplia de los conocimientos. A modo de ejemplo, un examen escrito con respuestas múltiples a seleccionar permite abarcar un extenso espectro de conceptos, algunas actitudes y escasamente evalúa las habilidades correspondientes a una competencia. Por el

---

[1] La educación médica en todas sus vertientes es objeto de preocupación no sólo en nuestro ámbito, sino también en la mayoría de los países del mundo. Ello no es sorprendente, puesto que los vertiginosos cambios que se están produciendo en la mayoría de los aspectos de la asistencia sanitaria obligan a adaptar la formación de los profesionales sanitarios a la nueva situación.

contrario, una evaluación de prácticas proporciona una noción adecuada de la adquisición de habilidades pero restringida en cuanto al universo formativo correspondiente a las habilidades que debe ostentar el alumno.

La evaluación de las competencias debería realizarse, entonces, en forma integrada, para abarcar los conceptos, habilidades, destrezas y actitudes y a la vez dar cuenta del proceso de su adquisición. Aunar todos estos contenidos en una sola herramienta de evaluación y que, a la vez, ésta abarque un amplio espectro de las situaciones o casos clínicos que debe abordar un graduado de la carrera de medicina es sumamente difícil (Brisson y Galli, 2005; Galli, 2009; Cherjovsky, 2013).

La formación basada en competencias en la educación superior se está situando en el centro de las reformas y de las innovaciones en el diseño curricular,[2] las estrategias didácticas y los mecanismos de evaluación, en la medida en que enfatizan aspectos tales como: el reconocimiento de los aprendizajes previos, la integración de los conocimientos, la investigación y el entorno profesional y el establecimiento de procesos de gestión de calidad que aseguren el logro de los aprendizajes esperados en los estudiantes.

Específicamente en el contexto sanitario, desde 1994 se han estado desarrollando en el Reino Unido y en España experiencias de evaluación de competencias que

---

[2]   Durante la segunda mitad del siglo XX John Dewey (1859-1952) plantea la formación del individuo mediante el diálogo entre el yo y el contexto (aprender haciendo) o entre el contenido y el contexto. Saylor y Alexander (1966) y Neagley y Evans (1987) encaran al currículo como el "conjunto de experiencias planificadas por la escuela para ayudar a los alumnos a conseguir, en el mejor grado, los objetivos del aprendizaje proyectado".

consisten en la realización del ECOE (Examen Clínico Objetivo Estructurado) y/o en el desarrollo del portafolio. Este instrumento consiste en una recopilación de los trabajos de los alumnos que, en el proceso de construcción, implica la selección, la reflexión y la autoevaluación de sus aprendizajes (Hudson y Vernon-Roberts, 2000; Brailovsky y Grand'Maison, 2000; Utili Ramírez, 2010; Correa, 2012).

El valor añadido que tiene el portafolio radica en que el propio alumno es el que dirige su autoevaluación, su autoaprendizaje y reflexiona sobre su práctica en su propio medio. Por todo lo antedicho, este instrumento mejora su aprendizaje basado en el pensamiento crítico sobre hechos de la práctica diaria.

Sin embargo, diversos factores confluyen para que no sea una práctica cotidiana en las carreras de medicina en realidades como la nuestra. Así, su implementación resulta un problema debido al reducido número de estudios en Latinoamérica que avalen dicho instrumento en el ámbito de la educación médica, su diseño complejo, las resistencias por parte de alumnos y docentes debido a su versatilidad y al esfuerzo que implica ponerlo en práctica.

El contenido de este libro es el producto ampliado y revisado de una tesis de maestría a partir de la cual nos interrogamos sobre la apreciación de alumnos y docentes de sexto año de una carrera de medicina acerca de la utilidad del portafolio en la adquisición y evaluación de las competencias, que nos permitiera elaborar una propuesta adaptativa a nuestro contexto y promover una efectiva puesta en práctica de esta innovadora iniciativa pedagógica.

Con ese fin se plantearon los siguientes objetivos específicos: a) explorar la valoración de alumnos y docentes acerca del portafolio como instrumento de aprendizaje y evaluación en la carrera de medicina en función de su aplicabilidad para la adquisición de competencias profesionales; b) identificar las fortalezas y debilidades del portafolio percibidas por alumnos y docentes para evaluar las competencias; c) definir la estructura y el contenido que los alumnos y docentes consideran pertinentes para la evaluación de las competencias; d) reconocer los aspectos percibidos como estresantes por los alumnos en la construcción de su portafolio; y e) comparar las diferencias de apreciación acerca de este instrumento entre alumnos y docentes y elaborar una propuesta viable para su adaptación al contexto.

Este estudio surge de la inquietud transmitida por el decano de la facultad cuando nos invita a trabajar al equipo de gestión con este instrumento novedoso, diferente y desconocido. Luego de capacitaciones, talleres y reuniones para comprender su modo de uso, iniciamos nuestra propia experiencia. Esto motivó discrepancias, coincidencias y sensaciones encontradas entre quienes participábamos. En ese momento nació en mí una inquietud por saber qué vivencias tenían los alumnos y docentes de la rotación Laboratorio de Habilidades correspondiente a la asignatura Internado Rotatorio del sexto año de la carrera de medicina que se encontraban trabajando con el portafolio. Por tal motivo decidí iniciar un estudio profundo de esta temática. Luego del diseño de este estudio, se empezó a trabajar en el marco de una universidad de gestión privada de la ciudad de Rosario. Participaron autoridades académicas (tales como el decano de la facultad, el director de la carrera y la asesora pedagógica), docentes y alumnos del mismo año. Para recolectar los datos se eligió una lógica intensiva de trabajo con fuentes primarias y secundarias: entrevistas semiestructuradas a todos los participantes. Dichas entrevistas se llevaron a cabo durante el año 2011 y fueron hechas en la sede de la facultad, en los momentos de descanso. Todas fueron llevadas a cabo por la autora del presente libro. Se trabajó con el portafolio de cada uno de los participantes, con un promedio de ochenta páginas cada uno. Para preservar la identidad de cada uno de los participantes se utilizaron nombres de fantasía. Para el análisis de toda esta información se llevó a cabo un análisis preliminar, un análisis intermedio y uno final; esto permitió obtener los resultados y compararlos con la literatura específica en el tema.

La lectura de este libro consta de siete capítulos. El primero, titulado *Aprendizaje por competencias*, tiene por objetivo analizar, por un lado, la educación superior, principalmente la educación médica, sus inquietudes, sus modificaciones y su preocupación por el aggiornamiento al actual modelo por competencias. Por otro lado, se aboca a la explicación de un concepto complejo, dinámico, eje del aprendizaje actual: las competencias. Propone el postulado de Miller, lo desarrolla y lo amplia con la vasta literatura científica. Además se interioriza en la evaluación de las competencias, su proceso, qué instrumentos utilizar y sus complicaciones.

El segundo capítulo pone en evidencia una parte fundamental del aprendizaje: la evaluación. En primer lugar hace una referencia histórica y explica cómo fue desarrollándose a lo largo del tiempo. Luego toma como pilares de análisis tres referentes en educación y pedagogía: Zabalza, Camilloni y Litwin. Prosigue con la clasificación acerca de los tipos de evaluación con que contamos: diagnósticas, formativas y sumativas. Por último, engloba la evaluación con las competencias.

El tercer capítulo profundiza en los principales instrumentos de evaluación que existen, se focaliza principalmente en los más utilizados en la educación médica y señala las cuatro características vitales con las que deben contar: validez, confiabilidad, practicidad y utilidad. Luego enuncia cada uno de los instrumentos brindando una explicación detallada de sus características, fortalezas, debilidades y principales usos.

El cuarto capítulo tiene como principal objetivo dar cuenta del proceso reflexivo que realizan los alumnos y los docentes durante el proceso de enseñanza/aprendizaje. Detalla las posibilidades que cada instrumento ofrece y realza las virtudes del portafolio para lograr tal fin.

El quinto capítulo se centra en el portafolio. Hace una extensa descripción de su historia y su utilización en otras disciplinas y da cuenta de sus numerosas definiciones, adoptando una como concepto a identificar. A través de ilustraciones, gráficos y mapas, tiene como propósito explicar su desarrollo a nivel internacional, focalizándose en nuestra región. Presenta un análisis muy detallado de las fortalezas que este instrumento ofrece a los alumnos, docentes y a la institución; a la vez que analiza las debilidades. Merece una descripción especial dentro de este capítulo el e-portafolio, ya que se viene desarrollando desde hace más de diez años. Explicamos sus características, sus modos de implementación y aplicación, sus fortalezas y debilidades y por medio de ilustraciones y mapas damos cuenta del lugar que ocupa en el mundo. Tiene un lugar especial la descripción de los aspectos estresantes que dificultaron su realización. Da lugar al detalle de las sugerencias y aportes que los participantes consideraron pertinentes realizar. Finalmente, describe las comparaciones de las apreciaciones de alumnos y docentes sobre la experiencia del portafolio.

En el sexto capítulo se presenta un análisis cualitativo del uso del portafolio en una unidad académica en la carrera de medicina. Se valoran las opiniones de autoridades académicas, docentes y alumnos. Se nutre de registros de entrevistas y documentos del portafolio de los alumnos. Consiste en un valioso cuerpo de información donde se contrasta lo hallado con la vasta literatura que sustenta este trabajo. También encontramos ilustraciones, gráficos y tablas para ejemplificar con mayor detalle lo expuesto. Las ilustraciones tienen como propósito mostrar las diferentes competencias que los alumnos alcanzan durante la construcción del portafolio y de las que tienen que dar cuenta. Por último mostramos gráficos y tablas que ayudan a la comprensión de las diferencias que queremos mostrar, surgidas de las evidencias brindadas por las entrevistas.

El último capítulo surge de la propuesta de alumnos y docentes en lo concerniente al formato de portafolio que desearían tener: un formato electrónico, dinámico y actual. Se explica su diseño y su contenido, se muestran ilustraciones donde se observan cada una de las actividades que el portafolio les permite realizar y se narra una experiencia vivida por alumnos.

Quiero agradecer muy especialmente a mi tutor, el doctor Roberto Cherjovsky, y a la doctora Laura París, quienes con notable dedicación me orientaron en la investigación, discusión y redacción del presente trabajo y contribuyeron en el proceso de formación académica permanente en el que participamos. A ello se agrega mi reconocimiento a la coordinadora del Laboratorio de Habilidades; a los docentes de dicha rotación; a los alumnos, quienes colaboraron desinteresadamente en todo el proceso de recolección de los datos; a la Universidad, que me permitió llevar a cabo mi trabajo; y a mi familia, que me acompañó en todo este tiempo.

CAPÍTULO I: APRENDIZAJE POR COMPETENCIAS

"Si no existieran las dificultades no habría éxito"
Domingo Faustino Sarmiento (1811-1888)

La universidad se enfrenta a retos exigentes en relación con los procesos de enseñanza/aprendizaje. La evolución tecnológica y la rapidez de la comunicación de los resultados de la investigación científica indican la precariedad de respuestas educativas rígidas. Hoy los especialistas sugieren la promoción en competencias para lograr aprendizajes autónomos implicando cambios en el proceso de enseñanza/aprendizaje que suponen una mayor implicación y compromiso en su propio aprendizaje (Rosario et al., 2007).

Centrando la discusión en el análisis del proceso de enseñanza/aprendizaje en la universidad, la investigación se ha focalizado en la promoción de los procesos de autorregulación como posibilidad de incrementar la motivación y el aprendizaje académico.

La UNESCO[3] (Matus Sepúlveda, 2005) postula cuatro pilares básicos para la innovación en educación: aprender a ser, a hacer, a pensar y a convivir. En el caso de la universidad, estos cambios apuntan a promover profesionales que se involucren en un proceso continuo de perfeccionamiento, focalizando la enseñanza

---

[3]   Organización de las Naciones Unidas para la Educación, la Ciencia y la Cultura. Fue creada en 1946 y su sede se encuentra en París, Francia.

en la adquisición de competencias profesionales (Ruiz Barría, 2009).

En el caso específico de la carrera de medicina, un objetivo prioritario es capacitar a los estudiantes para que resuelvan los problemas de salud que enfrentarán en el futuro.[4] Actualmente ya no se discute que el sujeto construye su conocimiento a partir de la acción, siendo el aprendizaje ya no un proceso pasivo y receptivo sino una complicada tarea de atribución de significados a través de un proceso interactivo de interpretación y reinterpretación de la información externa (Gómez-López et al., 2008).

Según González-González (2010), el médico contemporáneo se enfrenta al gran compromiso de estar preparado y actualizado constantemente, debiendo dominar habilidades que incluyen además de la prevención de los problemas de salud las siguientes habilidades académicas: adquirir una sólida capacidad de búsqueda de la información científica, realizar un análisis crítico de lo leído, entender los avances de las ciencias básicas de la medicina y definir su potencial aplicación en los pacientes, comprender los fenómenos globales que modifican la práctica médica y los sistemas de salud. Estos cambios han variado el proceso educativo de los futuros médicos basados más en el aprendizaje que en la enseñanza y en intensificar la participación de los alumnos en todas sus actividades. Conjuntamente, la competencia fundamental es la aplicación del conocimiento y el razonamiento clínico. Modelos educativos basados en conferencias magistrales han sido reemplazados para

---

[4]   La profesión médica se basa en el aforismo hipocrático *primum non nocere* ("antes que todo no dañar").

incorporar la participación del alumno, generando a su vez modificaciones en las formas tradicionales de evaluación.

Desde tal perspectiva se ha visto la introducción de otros instrumentos de evaluación de competencias en los últimos 10 a 15 años, tales como el portafolio en todas las etapas de la educación médica de pregrado. Los portafolios que se utilizan en educación muestran cómo los alumnos cumplen con las tareas y cómo van progresando en la adquisición de las competencias. Además la construcción de éste estimula la reflexión al recoger los documentos para archivar o entregar y analizar lo que se ha logrado (Driessen et al., 2007).

Por todo lo antes mencionado, la adquisición de competencias se ha transformado en un nuevo paradigma de enseñanza/aprendizaje centrado en el estudiante y ligado al desarrollo de habilidades profesionales que constituyen una forma de articular educación y trabajo (Rozman, 1997; Sacristán, 1998; Díaz Barriga, 2006; Ruíz Barría, 2009; Van Schaik, Plant y O´Sullivan, 2013).

En este sentido, Miller[5] (1990) desarrolla un modelo en el que identifica cuatro niveles de formación por orden de complejidad. En la base de la pirámide están los conocimientos que un profesional necesita saber para desarrollar sus tareas con eficacia; en el nivel superior está la capacidad que permite saber cómo utilizar estos conocimientos para analizar e interpretar los datos

---

[5] La educación basada en competencias tiene como una de sus virtudes que se debe documentar la competencia y el desempeño del educando en las partes altas de la pirámide, para asegurar de manera más auténtica que el médico está listo para hacer lo que la sociedad y el gremio médico suponen que debe saber hacer para una práctica clínica efectiva.

obtenidos, en función de las competencias adquiridas. Es decir, es necesario conocer la actuación de un profesional frente a una situación específica.

Figura 1: Pirámide de Miller

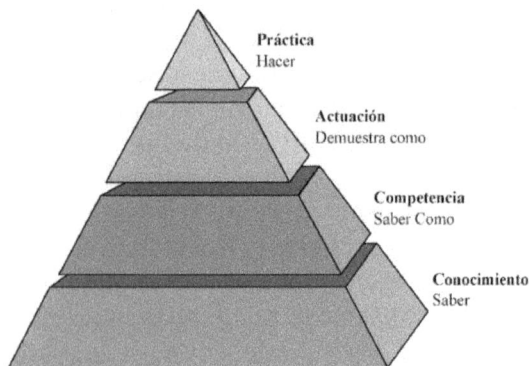

Pirámide de Miller

Fuente: Miller (1990).

Las universidades latinoamericanas están atravesando una paulatina reorientación de sus procesos formativos profesionalizantes basados en este cambio de paradigma. Así, entienden la educación como un proceso en el que se le propone al estudiante participar de experiencias formativas que lo transformarán en un profesional competente (Ruíz Barría, 2009). Esto implica la necesidad de desarrollar una enseñanza centrada en el alumno, establecer el aprendizaje en un marco definido en competencias y modificar el rol del profesor (Valero et al., 2007; Álvarez González, 2008).[6]

Los nuevos diseños curriculares basados en competencias, tienen el propósito de que los alumnos desarrollen capacidades amplias, que les permitan aprender y desaprender a lo largo de toda su vida para adecuarse a situaciones cambiantes (Cano García, 2008). Las competencias evitan la fragmentación y favorecen un conocimiento integrado, ya que proponen la movilización de conocimientos y su combinación para responder a situaciones y contextos diversos (Cano García, 2008).

Se pueden mencionar numerosas definiciones de competencia. En términos generales se entiende por competencia un saber hacer sobre algo, como resultado de la integración de los conocimientos, habilidades, actitudes y cualidades personales (Irigoin y Vargas, 2002; Sacristán et al., 2009). Cherjovsky (2009), más recientemente, la define como la capacidad del graduado para la utilización, con niveles adecuados de calidad, de los conocimientos, habilidades y destrezas necesarias para la resolución de problemas que hacen a las incumbencias

---

[6] El nuevo escenario de la Educación Superior en el Espacio Europeo va a suponer, entre otros aspectos, una docencia más centrada en el aprendizaje del alumnado. Es decir, una organización de la enseñanza en función del aprendizaje del alumnado; una mejora y adecuación de las metodologías más participativas y reflexivas y una optimización de los sistemas de evaluación, adaptados al logro de competencias (evaluación de los aprendizajes). Todo esto va a requerir de la presencia de la tutoría, especialmente de la tutoría académica como elemento fundamental de la función docente del profesorado. En definitiva, este trabajo pretende ser una sencilla aportación al papel que ha de jugar la tutoría académica en el Espacio Europeo de Educación Superior.

de la profesión, aplicando para ello las actitudes y los valores que la comunidad requiera.

A continuación se observa la siguiente figura que da cuenta de las competencias.

Figura 2: Las competencias un constructo complejo

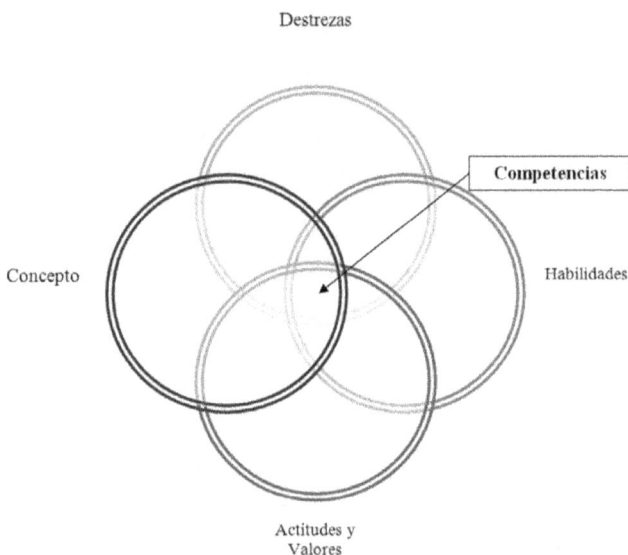

Fuente: elaboración propia.

En este sentido, las competencias no deberían entenderse como la suma de conocimientos de saber hacer o la aplicación de conocimientos teórico prácticos, ya que, como bien alerta Le Boterf[7] (2000), las competencias no constituyen un conglomerado de conocimientos fragmentado. Se trata más bien de un saber

---

[7]   Experto de la UNESCO durante cinco años.

combinatorio que no se transmite sino que es construido por el sujeto-aprendiz a partir de la secuencia
de actividades de aprendizaje que movilizan múltiples
conocimientos especializados. El profesor sólo crea
condiciones favorables para la construcción personal
de las competencias favoreciendo la apropiación de
saberes para gestionar situaciones profesionales que
cada vez son más complejas.

Finalmente, las competencias relacionan el mundo
de la educación médica con las necesidades del mercado
del trabajo y, por extensión, con las necesidades de la
sociedad (Bertrán, 2005).

Evaluación del aprendizaje por competencias

Uno de los aspectos más complejos que deben resolver los docentes en su planificación educativa es la
evaluación del aprendizaje por competencias. La función
evaluadora tradicional, concebida como la congruencia
entre la respuesta solicitada a los estudiantes y el objetivo de aprendizaje propuesto, se ve modificada. En este
nuevo enfoque, para formar pensadores competentes,
el docente tiene que prever procedimientos y estrategias
autorreguladoras del proceso de aprendizaje tanto para
el estudiante como para el propio docente. Esto significa
un cambio del enfoque evaluativo tratando de asegurar
mediciones objetivas y estandarizadas que aproximen el
mundo de la educación al de la práctica profesional (van
der Vleuten, 1996; Zabalza, 2003; Lafuente et al., 2007).

Kilpatrick, en 1967, desarrolló un modelo de evaluación de competencias de cuatro etapas, que se puede
sintetizar de la siguiente manera:

- Etapa I. Reacción: comprende aspectos relacionados con la satisfacción del estudiante con la enseñanza recibida y el programa a desarrollar.
- Etapa 2. Aprendizaje: incluye los conceptos, habilidades y actitudes.
- Etapa 3. Comportamiento: explora los cambios actitudinales atribuibles a la enseñanza y al aprendizaje.
- Etapa 4. Resultados: intenta determinar la eficiencia de las etapas anteriores 2 y 3 en la calidad de los resultados en la atención y el cuidado de los destinatarios.

La Sociedad Española de Educación Médica (SEDEM, 2004) conjuntamente con la Universidad de Barcelona, construyen un documento sobre la evaluación de las competencias profesionales en el pregrado y formulan una serie de puntos básicos que constituyen la Declaración del Lazareto de Mahón.[8] Hace referencia a las competencias profesionales, con las siguientes consideraciones: su evaluación, su incorporación en el currículo, su implementación y la creación de espacios

---

[8]   Las facultades de medicina españolas han iniciado un nuevo proceso de reforma curricular en el marco de la creación del Espacio Común Europeo de Educación Superior (Acuerdos de Bolonia). Uno de los puntos clave de dicho proceso consiste en la necesidad de estructurar la currícula en base a competencias y por tal motivo las facultades de medicina se han puesto a trabajar en ello. Por tal motivo SEDEM, conjuntamente con la universidad de Barcelona y bajo los auspicios del Instituto de Salud Carlos III, organizó, los días 23 y 24 de septiembre de 2004, en el marco de la escuela de verano de Salud Pública del Lazareto de Mahón (Menorca), un encuentro en el que se trató el tema *¿Cómo se evalúan las competencias profesionales en el pregrado?* Se llevó a cabo bajo el formato de taller y se expidieron en nueve puntos a tener en consideración.

tales como los laboratorios de Habilidades que propicien el desarrollo de estas.

Más recientemente, Cano García (2008) sugiere que para evaluar competencias es deseable utilizar una diversidad de instrumentos tales como obtener muestras de las ejecuciones de los alumnos y utilizar la observación acompañada de registros con diferentes niveles de estructuración implicando a los docentes, los compañeros o el propio estudiante (modelo de evaluación de 360º). En este sentido, otros autores (Wass et al., 2001; Utili Ramírez, 2010; Cherjovsky, 2013), sugieren evaluar cada competencia en particular con un instrumento diferente, que permita integrar conceptos, habilidades, destrezas y actitudes de una competencia. Es necesario por tanto una combinación de los diferentes métodos para evaluar las habilidades cognoscitivas que componen el concepto de competencia profesional.

La evaluación de las competencias es siempre una aproximación a la realidad del desempeño profesional inmediato examinando los conceptos, habilidades y actitudes del alumno. Esto hace que sea difícil evaluarla en forma integrada siendo necesaria una complementariedad de instrumentos que deben seleccionarse específicamente para cada objetivo de aprendizaje (Martínez-Clares, Martínez-Juárez, Muñoz-Cantero, 2008; Cherjovsky, 2009).

Por otra parte, el estudiante debe ser consciente de los aspectos fuertes a potenciar y de las debilidades a corregir transfiriendo además este aprendizaje a situaciones futuras de su práctica profesional (McDonald et al., 2000; Cano García, 2008; Sacristán et al., 2009).

CAPÍTULO II: PROCESO DE EVALUACIÓN

"Sabemos lo que somos
pero no lo que podemos llegar a ser"
William Shakespeare (1564-1616)

La historia de la evaluación[9] de los procesos de aprendizaje revela cambios a mediados del siglo XX, ya que antes se centraba en la repetición memorizada de la información adquirida considerando a los aprendices como receptores pasivos y actualmente se basa en la adquisición de competencias (Acevedo 2001; Dochy et al., 2002; Cherjovsky, 2009). La evaluación educativa se consideraba un fenómeno habitualmente circunscripto al aula, referido a los alumnos y limitado al control de los conocimientos adquiridos a través de pruebas de diverso tipo (Santos Guerra, 1999).

Actualmente, la evaluación en educación es aprendizaje y solo mediante este puede asegurarse la evaluación formativa. Ambas actividades son dinámicas, interactuando dialécticamente en el mismo proceso y estableciendo relaciones de carácter recíproco para encontrar su propio sentido y significado en cuanto a que las dos se dan en el mismo transcurso (Álvarez Méndez, 2003).

---

[9] La historia de la evaluación muestra que esta se realizaba, hasta mediados del siglo XX, centrándose en la información y en la repetición memorizada; promediando el mismo siglo, se refería al aprendizaje y, en sus postrimerías y en el presente siglo comenzó a basarse en la adquisición de competencias.

Zabalza (1997) se refiere a una serie de principios que deben actuar como un marco de referencia permanente con respecto a la evaluación. En primer lugar expresa que evaluar es comparar; ya al evaluar se realiza tanto una medición como una valoración. La medición propone una constatación de valores y a través de esta se comparan los resultados obtenidos con parámetros preestablecidos. El segundo principio se refiere a la evaluación como proceso (es y está en un proceso) y a su naturaleza sistémica. Un tercer principio hace mención a la condición de comprehensividad; es decir, la evaluación está comprometida con el hecho de suministrar información sobre la marcha de la enseñanza con un compromiso de ofrecer información profunda, extensa y enriquecida en función de una diversidad metodológica y técnica en su instrumentación.

La evaluación supone una plataforma de diálogo dinámica entre los evaluadores y los evaluados, permitiendo la reflexión, teniendo como propósito alcanzar un nivel de comprensión sobre el funcionamiento del programa educativo propuesto, sobre las intenciones educativas que lo han puesto en marcha y sobre los efectos que esté generando. Así, la evaluación no se cierra sobre sí misma, sino que pretende una mejora no sólo de los resultados sino de la racionalidad y de la justicia de las prácticas educativas (Santos Guerra, 1999).

Los propósitos que cumple la evaluación son múltiples.[10] Desde una perspectiva ética se deben potenciar aquellas que enriquecen al profesional y a la institución y convocan a dialogar, mejorar, comprender, estimular y orientar, no siendo aconsejable quedarnos en sus

---

[10]   Para ampliar ver Santos Guerra (2007).

funciones más básicas tales como clasificar, jerarquizar, discriminar, controlar. La evaluación tiene un contenido social, ya que garantiza que quienes van a ejercer la profesión dominan los conocimientos, tienen las habilidades y disponen de las actitudes que permiten asegurar que el ejercicio de la práctica será bien desarrollado en su lugar de trabajo (Santos Guerra, 2007).

En la mayoría de los países el proceso de evaluación ha estado centrado en lo que podría denominarse una hetero-evaluación, es decir un proceso que nace desde el profesor hacia el alumno. Esta concepción evaluativa enfatiza los resultados sobre los procesos, los rendimientos y desempeños finales sobre el manejo de estrategias. En cambio, el nuevo discurso evaluativo apunta a la autoevaluación, a la coevaluación, privilegiando indiscutiblemente los aprendizajes logrados por el estudiante y los procesos basados en el aprender a aprender (Acevedo, 2001). De esta manera, la evaluación se constituye en una oportunidad de aprendizaje (Santos Guerra, 1999; Hall y Burke, 2003; Kaftan et al., 2006; Santos Guerra, 2007).

En relación con la evaluación de los aprendizajes como campo y problema, ésta siempre estuvo relacionada con procesos de medición, acreditación o certificación de los aprendizajes y comprensión o de la transferencia de algunos temas problemas (Camilloni et al., 2008).[11]

La evaluación es parte del proceso didáctico e implica para los estudiantes una toma de conciencia de los aprendizajes adquiridos, y para los docentes, una

---

[11]   Para ampliar ver Camilloni (1998).

interpretación de las implicancias en las enseñanzas de esos aprendizajes (Litwin, 1997).[12]

Camilloni (et al., 2008) hace referencia a un desafío que denomina como principal a la hora de pensar en evaluación, consistente en construir criterios que permitan obtener información válida y confiable. Entiende que una buena evaluación requiere de la formulación y explicitación de antemano de los criterios que se utilizarán para dar cuenta del nivel de la producción deseada.

Por lo antedicho, la evaluación no puede ser considerada como un apéndice de la enseñanza ni del aprendizaje ya que es parte misma de la enseñanza y del aprendizaje.[13] En la medida en que un sujeto aprende, simultáneamente evalúa, discrimina, valora, critica, opina y razona. De esta manera se pretende sacar a la evaluación del lugar en el cual habitualmente se la ubica: un acto final desprendido de las acciones propias de la enseñanza y el aprendizaje, un mero proceso de comprobación, constatación o verificación de objetivos estipulados (Camilloni et al., 2008; Valcarces Casas, 2003; citado en Sacristán et al., 2009).

Las evaluaciones pueden ser diagnósticas, es decir no vinculantes con el progreso o egreso del alumno, formativas o sumativas (Camilloni et al., 2008; Cherjovsky, 2009).

- Se puede considerar la evaluación diagnóstica dentro de la evaluación formativa, es decir, como un dispositivo de aprendizaje, donde a través de instrumentos que reflejan la situación inicial, es posible obtener información a partir de ello, mejorarlo. Se realiza al

---

[12]   Para ampliar ver Litwin (1997).
[13]   Para ampliar ver Sacristán (2009).

inicio del proceso. Tiene como función orientar para adecuar las clases a cada curso y está focalizada en el alumno.

- La evaluación formativa consiste en las evaluaciones que se hacen a los alumnos durante el transcurso de la asignatura. Permiten obtener información sobre los progresos, comprensión y aprendizaje de los contenidos en cualquier etapa o momento del curso. Los instrumentos que se suelen utilizar incluyen *rubric, portafolios* y *resolución de problemas*; que dan retroalimentación rápida al alumno sobre su proceso de aprendizaje y que se describirán en detalle en los capítulos VI y VII (Bordas y Cabrera, 2001).

- La evaluación educativa, en los contextos de formación, desempeña funciones esencialmente de aprendizaje y solo cuando nos aseguramos de que el alumno aprende se puede hablar de evaluación formativa. Por lo tanto, evaluación y aprendizaje son actividades dinámicas que interactúan activamente en el mismo proceso, estableciendo relaciones de carácter recíproco para encontrar su propio sentido y significado (Álvarez Méndez, 2008; Sacristán et al., 2009).

- La evaluación sumativa es la evaluación formal que se realiza a mediados o al término del cursado de las asignaturas o al final de una carrera (exámenes parciales o finales), para evaluar las habilidades, actitudes y conocimientos adquiridos por los alumnos; por ejemplo el examen clínico objetivo estructurado (ECOE) (Brailovsky y Grand'Maison, 2000); el que se describirá en el capítulo VI.

Tabla 1: Tipos de evaluación e instrumentos de evaluación a utilizar

Evaluación diagnóstica	Evaluación formativa	Evaluación sumativa
Lista de cotejos	Rubric	ECOE
Choice	Resolución de problemas	Evaluación 360°
	Portafolio	Script Concordance Test

Fuente: elaboración propia.

Específicamente, en lo que hace a la evaluación de la educación médica, estamos frente a un cambio: ya no se enfatiza recabar información sino que se pone el foco en la comprobación de la realización de las competencias, tal como se ilustra en la figura siguiente.

Figura 3: Las competencias a través del tiempo

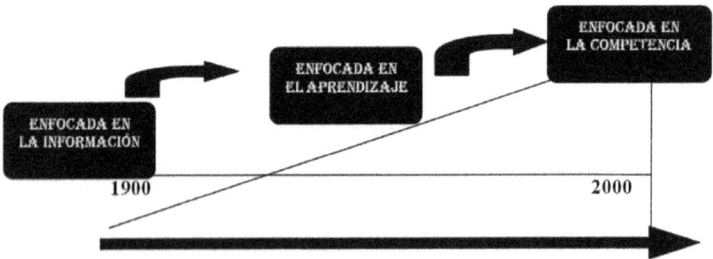

Fuente: Cherjovsky (2009).

CAPÍTULO III: INSTRUMENTOS DE EVALUACIÓN

"Las escuelas son la base de la civilización"
Domingo Faustino Sarmiento (1811-1888)

Los instrumentos de evaluación constituyen el soporte físico que recupera información sobre los aprendizajes esperados de los alumnos (Brailovsky, 2001). En la actualidad se dispone de múltiples instrumentos de evaluación del proceso de enseñanza/aprendizaje, creados muchos de ellos a lo largo del siglo XX. Por un lado se construyeron las denominadas pruebas objetivas, diseñadas a partir del programa de investigación científica del conductismo, que cuenta con un conjunto de especificaciones técnicas para la construcción de ítems y el análisis e interpretación de sus resultados. Generalmente admiten una única respuesta correcta. Por otro lado existen las pruebas subjetivas, en las que se aceptan diferentes niveles de calidad de respuesta (Camilloni et al., 2008).

El hecho de poder contar con gran disponibilidad de instrumentos de diferente carácter, alcance y función, enriquece el abanico de posibilidades que se abren para el diseño de programas de evaluación. Una adecuada selección favorece la evaluación de los objetivos propuestos (Camilloni et al., 2008).

Las características generales que deben reunir los instrumentos de evaluación según Camilloni, son cuatro: validez, confiabilidad, practicidad y utilidad.[14] A continuación se describirán brevemente cada uno de ellos.

---

[14] Para ampliar ver Camilloni, Celman, Litwin, Palau De Maté (2008).

En primer lugar, para determinar la validez de un instrumento debe apreciarse su relación con los propósitos y situaciones específicas en las que ha sido aplicado. Se diferencian diversas clases de validez, por ejemplo:

- Validez de contenido, también llamada validez curricular, ya que el criterio que se emplea para garantizarla es el diseño curricular en el cual se expresan los propósitos y niveles de aprendizaje, las secuencias y las sugerencias sobre las estrategias e incluso, en ocasiones, las actividades de aprendizaje y modalidades de evaluación.
- Validez predictiva, contribuye a pronosticar los éxitos y dificultades de los alumnos en los aprendizajes tanto actuales como futuros.
- Validez de construcción, hace mención a la congruencia del programa de evaluación y a cada uno de los instrumentos elegidos construidos de acuerdo a los principios o teorías didácticas que sostienen el proyecto pedagógico.
- Validez de convergencia, concierne a la relación que existe entre un programa de evaluación o un instrumento y otros programas o instrumentos de validez ya conocida.

Respecto a la confiabilidad decimos que la posee cuando el instrumento es estable, permaneciendo semejante en todas las ocasiones en que se lo administre.

En tercer lugar, la practicidad resulta de la conjunción de los siguientes aspectos: su administrabilidad, la facilidad de análisis, interpretación de resultados, elaboración de conclusiones, y la evaluación de la economía de tiempo, esfuerzo y costo de su utilización. Con respecto a la administrabilidad de un instrumento, es el producto de una serie de características:

- El tiempo que le insume al docente su diseño y construcción.
- El tiempo que exige su puesta en práctica.
- La claridad de las consignas que se le dan a los estudiantes.
- Los materiales, equipos y lugares especiales necesarios para su administración.
- La cantidad y preparación de las personas indispensables para su elaboración.

Por último, la utilidad que presenta el instrumento se encuentra muy asociada a las características y resulta de la capacidad que presenta para satisfacer las necesidades específicas relacionadas con los procesos de enseñanza y aprendizaje.

Figura 4: Relación entre el nivel de competencia según la Pirámide de Miller y los instrumentos susceptibles de ser utilizados

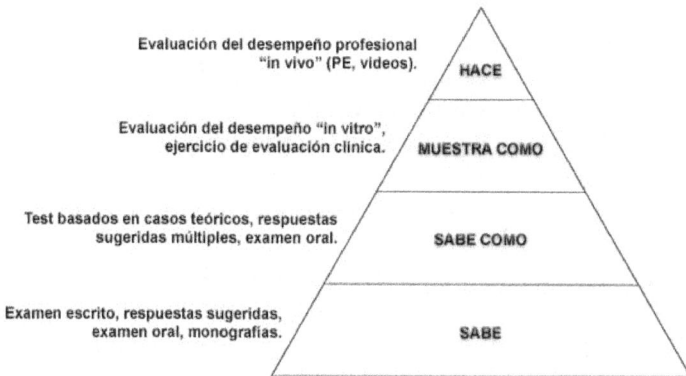

Fuente: adaptación de Van del Vleuten (1996).

A continuación se mencionan algunos instrumentos de evaluación utilizados con gran frecuencia en carreras de medicina (Epteins, 2007; Cherjovsky, 2009, Alves de Lima y Van der Vleuten, 2011).

El *examen escrito de preguntas con respuestas múltiples* (*multiple choice*) es el más ampliamente utilizado. Los ítems constan de un enunciado y una pregunta introductoria seguida de una serie de opciones que tienen habitualmente una respuesta correcta y varios distractores. El alumno debe, así, marcar la opción correcta. Se considera un instrumento objetivo, de bajo costo, estructurado, que explora actividades cognitivas elementales mayoritariamente relacionadas con la recuperación de conocimientos y memorización, lo cual le otorga un bajo impacto educacional (Danielson y Abrutyn, 2000; Downing, 2006; Epteins, 2007). Las limitaciones de este instrumento no están relacionadas con su formato sino introducidas por quienes lo plantean.

Downing (2006) señala una serie de requisitos para diseñarlo:

- Redactar claramente las instrucciones sobre las características de la evaluación.
- Utilizar un solo formato de preguntas.
- Obviar las preguntas negativas.
- Aplicar distractores (opciones de respuesta incorrectas) plausibles.
- Mantener similares las longitudes de las diferentes opciones.
- Evitar el "todas las anteriores" o el "ninguna de las anteriores".

Con respecto a los distractores deben tenerse en cuenta los siguientes aspectos: asegurarse de que sin necesidad de leer todas las respuestas el alumno pueda responder la pregunta; confirmar que sean incorrectos o menos probables que la respuesta adecuada; verificar que la respuesta correcta y los distractores sean similares en cuanto a su construcción y extensión y cerciorarse de que tengan correspondencia gramatical con el enunciado siendo compatibles con éste (Morales Vallejos, 2006).

Diversos autores destacan fortalezas y debilidades (Shumway y Harden, 2003; Alves de Lima, 2008; Cherjovsky, 2009). En cuanto a las primeras se evidencian las siguientes:

- Posibilita evaluar simultáneamente un número elevado de estudiantes.
- Permite explorar un amplio campo del conocimiento.
- Son rápidos y sencillos para corregir.
- Son objetivos.
- Al ser escrito queda una constancia ante reclamos posibles, permitiendo también al alumno discutir cuando una respuesta es ambigua.

En cuanto a las desventajas:

- Tienden a cometerse errores de formato y contenido.
- Resulta difícil encontrar un número suficiente de distractores plausibles.
- Su elaboración insume mucho tiempo.

Por otra parte los *exámenes orales* pueden ser utilizados para evaluar conceptos y procesos cognitivos del alumno. Habitualmente se pueden llevar a cabo de dos maneras: el docente realiza preguntas al alumno o el estudiante presenta una exposición oral desarrollando un tema. Ambas formas pueden combinarse. Esta modalidad presenta las siguientes desventajas:

- Requieren mucho tiempo y dedicación.

- Ofrecen sesgos relacionados con aspectos de personalidad tanto del evaluador como del evaluado.
- No quedan constancias para eventuales reclamos. Se aconseja acompañar el examen oral con una lista de cotejo para mejorar la efectividad de esta forma de evaluación (Méndez, 2006; Cherjovsky, 2009).

Otro instrumento, el *rubric*, incluye categorías de criterios o reglas que enfatizan aspectos relevantes del desempeño del alumno, permitiendo dar cuenta de secuencias procedimentales en términos de conductas y niveles de logro. Suele estructurarse bajo el formato de cuadro de doble entrada en el que se cruza un inventario de competencias, habilidades y destrezas, con la apreciación en relación a patrones de logro mediante auto, co o heteroevaluación. Es un recurso particularmente útil en contextos de observación.

Diferentes autores (Nicol y Macfarlane-Dick, 2006; Cherjovsky, 2009) señalan las siguientes fortalezas y debilidades. En cuanto a las fortalezas:

- Le permite al alumno un claro conocimiento de las expectativas de logro y de los estándares de calidad que se esperan para su desempeño.
- Estimula el compromiso del alumno en su proceso de aprendizaje, facilitando controlar y capitalizar su éxito.
- El docente puede focalizar la atención sobre el desenvolvimiento manifiesto del alumno.
- Favorece la autoevaluación (procesos meta-cognitivos) y la co-evaluación por pares.
- Es útil para la evaluación actitudinal.

Con respecto a las debilidades:

- Es insuficiente para una evaluación integral debiendo asociarse con otros instrumentos (tales como el portafolio en la evaluación formativa).
- Requiere evitar la subjetividad.

El instrumento *resolución de problemas*, aplicado al ámbito educativo, da origen a la estrategia instruccional del Aprendizaje Basado en Problemas (ABP), ya que no se expone un contenido directamente al estudiante, sino que se le enfrenta a la resolución de un problema, tarea que exige un razonamiento complejo que supera las evaluaciones asociativas y rutinarias.

Los problemas se exponen de forma acotada, combinándose con sub-problemas. Se utiliza frecuentemente la modalidad del *triple salto*, consistente en tres fases:

- Durante la primera fase los alumnos analizan el problema y detectan sus necesidades de aprendizaje y el grupo distribuye tareas.
- En la segunda, los estudiantes discuten y analizan la información complementaria recabada imprescindible para elaborar o confirmar hipótesis de resolución.
- En la tercera fase se realiza la evaluación de lo actuado (Dochy, 2002; Nicol y Macfarlane-Dick, 2006; Amaya Afanador, 2007).

El *Examen Clínico Objetivo Estructurado* (ECOE) consiste en un número determinado de estaciones en las que el alumno se encuentra con simuladores[15] o per-

_____

15 La simulación en el área de la salud consiste en situar a un estudiante en un contexto que imite algún aspecto de la realidad y en establecer, en ese ambiente, situaciones o problemas similares a los que él deberá enfrentar con individuos sanos o enfermos en

sonas que simulan problemas (actores), que facilitan una valoración integrada de conceptos, habilidades y actitudes del alumno. Específicamente en la enseñanza en ciencias de la salud, el paciente simulado constituye uno de los instrumentos educativos más importantes para garantizar que se dispone de las competencias clínicas necesarias en el encuentro médico-paciente. Los pacientes simulados representan una situación clínica determinada (de acuerdo a una patología previamente establecida) permitiendo evaluar la capacidad del futuro profesional para la obtención de una anamnesis adecuada, la exploración física y los patrones de comunicación con el paciente.

Entre las características se destacan las siguientes (Hudson y Vernon-Roberts, 2000; Brailovsky y Grand'Maison, 2000; Utili Ramírez, 2010; Correa, 2012):

- El tiempo de duración se estipula previamente.
- La cantidad de alumnos no debería superar los veinte por ronda de evaluación.
- Las competencias evaluadas pueden ser hasta cuarenta en cada ronda.

En cuanto a las fortalezas se señalan:

---

forma independiente durante las diferentes prácticas clínicas. La simulación permite acelerar el proceso de aprendizaje, contribuye a elevar su calidad y se puede emplear con fines evaluativos. Además, potencia una serie de debilidades de la enseñanza tradicional mejorando la familiarización de los alumnos con métodos de autoevaluación y autoaprendizaje. Optimiza la calidad de atención y resguarda el derecho del paciente a ser utilizado en docencia sin autorización. Facilita la estandarización en la enseñanza. Permite la utilización del error como un medio de aprendizaje, la incorporación de nuevos temas no considerados formalmente en los planes de estudio, la certificación de competencias en medicina y novedosos métodos de evaluación.

- Ofrece una perspectiva integradora de la competencia del alumno.
- Favorece la evaluación del saber hacer y del saber ser.
- Es viable en entornos procedimentales.
  Por último se mencionan estas debilidades:
- No agota en sí mismo los requerimientos de una evaluación integral, especialmente en cuanto a amplitud de conocimientos conceptuales.
- Incrementa los costos.
- Genera estrés en el alumnado.
- Requiere de gran laboriosidad para su implementación y adecuada organización.

A continuación se muestra una ilustración a modo de ejemplo del ECOE:

Ilustración 1: Esquema del ECOE

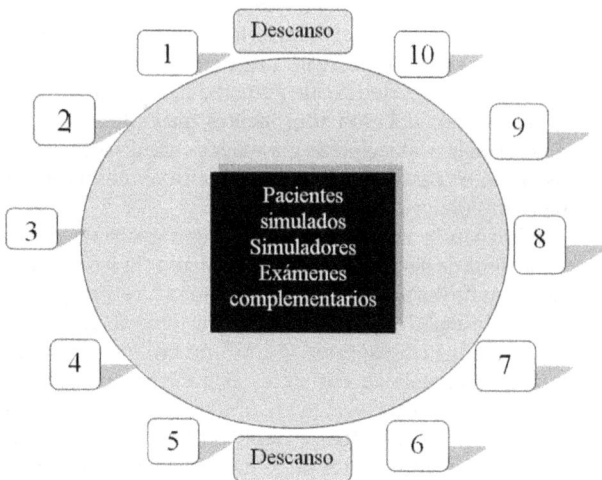

Fuente: elaboración propia.

Debemos también mencionar dos instrumentos tales como *Evaluación 360º*[16] y *Script Concordance Test*[17] utilizado fundamentalmente en el postgrado en la formación de expertos.

Otro instrumento habitualmente utilizado en las carreras de medicina anglosajonas es el *portafolio*, el cual se describe más adelante.

---

[16]   Denominada también "evaluación integral o en servicio". Consiste en la observación del desempeño del evaluado en su contexto de actuación profesional. La denominación "360º" implica sumar evaluadores que parten desde el o los docentes, los compañeros de trabajo, eventualmente los integrantes de un equipo multidisciplinario (si es que existe) y aquellos que reciben los efectos de la actuación del evaluado: clientes, pacientes, alumnos. De utilidad en la evaluación de graduados cuando se hallan insertos en un equipo de trabajo. Provee retroalimentación desde diferentes ópticas.

[17]   Se utiliza para la medición de habilidades cognitivas relacionadas con la toma de decisiones y el razonamiento clínico en medicina y ciencias de la salud. Es de mayor utilidad en el postgrado (formación de expertos), ya que compara la toma de decisiones del evaluado con la de expertos. Como otras evaluaciones requiere validez y confiabilidad. Fortalezas: al presente es el único instrumento conocido que evalúa el camino realizado mentalmente para la toma de decisiones. Debilidades: es necesario contar con entre 6 y 10 expertos de tema a evaluar. No ha tenido la aplicación necesaria como para que existan evidencias sobre sus características psicométricas.

CAPÍTULO IV: LA REFLEXIÓN EN EL PROCESO DE EVALUACIÓN

"Si quieres aprender, enseña"
Marco Tulio Cicerón (106 a.C. - 46 a.C.)

La práctica reflexiva en la educación médica de pregrado, postgrado y en la educación continua está mostrando un gran énfasis. La reflexión es un proceso metacognitivo que crea una mayor comprensión de sí mismo y de las situaciones futuras a resolver (Colbert, Ownby y Butler, 2008; Sandar, 2009; Goodyerar, Bindal y Wall, 2013; Van Schaik, Plant y O´Sullivan, 2013).

En este sentido, Burch y Seggie (2008) señalan que estudiantes de medicina de la universidad de Sudáfrica dan cuenta del aporte que le significó trabajar con portafolio. La reflexión les permitió a los estudiantes desarrollar marcos conceptuales para interpretar, evaluar y generalizar a través de esta experiencia. Pueden mencionar dos momentos de reflexión. Durante la acción: mientras se encuentra con el paciente y el docente; y en la acción: a través de revisar y editar notas después de interactuar con los docentes. Por otro lado, Saltman, Tavabie y Kidd (2010) nos cuentan cómo en Inglaterra ha sido ampliamente aceptado como un gran avance en la educación médica de postgrado en todos los niveles proporcionando un eficaz vehículo para fomentar el autoexamen, la integración y la reflexión de las prácticas. Asimismo, Jenkins, Mash y Derese (2012), en un programa de formación de médicos de familia trabajando con portafolios en Sudáfrica, concluyeron que la reflexión es un claro concepto en el aprendizaje, otorgándoles recompensas que incluyen una mayor comprensión de situaciones propias y futuras. Por el contrario, Saltman, Tavabie y Kidd (2010) muestran evidencia de que algunos médicos en actividades de postgrado no encuentran esta actividad tan satisfactoria como se espera por parte de los docentes. Su principal argumento consiste en la incomodidad que les generó sentirse solos en el proceso de construcción y aprendizaje.

En esta línea de estudio Gans (2009) y Dekker (et al., 2009) señalan la importancia de la tutoría para la construcción y el aprendizaje con el portafolio. En su estudio trabajaron con dieciséis estudiantes de pregrado y catorce de postgrado: brindar información, promover la reflexión y el trabajo en grupos pequeños fueron el éxito del estudio.

El proceso de enseñanza/aprendizaje es complejo, dinámico y tiene implícita la evaluación de las competencias en la educación médica. Diversos instrumentos permiten llevar a cabo este proceso, sin embargo no contemplan la reflexión.

De acuerdo con las investigaciones de Driessen (et al., 2007), en función de las diferencias del portafolio electrónico versus el papel en cuanto a la calidad, facilidad en su modo de uso y motivación de los estudiantes no se observó diferencia significativa con los formatos. Se temía que el formato digital pudiese inducir una mayor superficialidad, la cual no existió. Ambos tipos de formatos arrojaron una calidad altamente satisfactoria en relación a la capacidad de reflexión y los instrumentos de prueba que dan cuenta de ella.

Diferenciándose de los enfoques anteriores, Morris, Gallagher y Ridgway (2012), analizaron mediante una revisión sistemática los instrumentos de calidad utilizados para evaluar las competencias procedimentales, tales como: flebotomía, colocación de cánula, suturas, entre otras; no incluyeron al portafolio como herramienta válida, utilizando instrumentos de evaluación sumativa.

El portafolio, como hemos mencionado, da cuenta de esta fortaleza ya que permite al alumno recuperar evidencias o producciones de diferente índole mostrándole el nivel alcanzado de la competencia. Pero más interesante aún es que facilita la retroalimentación constructiva y crítica tanto del aprendizaje como del proceso formativo, fomentando a su vez la reflexión tanto en el alumno como en el docente (Pérez Rendón, 2014).

Pérez Rendón (2014) menciona la importancia del compromiso con un proceso de reflexión por parte de los docentes, ya que, de lo contrario, el portafolio puede convertirse en una carpeta de recopilación de información que no contribuye a su formación. La tutoría y el acompañamiento por parte de los docentes es un requisito indispensable para el logro de este objetivo. Se requiere de la ayuda y la supervisión por medio de consejerías, talleres e interrogatorios libres de prejuicios (Gómez López et al., 2008; Martinez Clares et al., 2008; Goodyerar, Bindal y Wall, 2013; Arbesú García y Gutiérrez Martínez, 2013).

CAPÍTULO V: PORTAFOLIO

"Aprender sin reflexionar es malgastar energía"
Confucio (551 a.C.)

Definiciones y antecedentes del portafolio

La bibliografía especializada sobre educación revela numerosas definiciones de los portafolios. Todas dan cuenta de un instrumento de recopilación, compilación, colección y repertorio de evidencias y competencias profesionales que capacitan a un estudiante para un desarrollo profesional satisfactorio. Así, consiste en un conjunto sistemático y organizado de trabajos que realizan los estudiantes reflejando la evolución de sus habilidades, conocimientos, actitudes y aptitudes en el dominio de una asignatura determinada (Arter y Spandel, 1991; Danielson y Abrutyn, 2000[18]; Barragán Sánchez, 2005; Rodríguez Weber y Pedraza Moctezuma, 2009). En este sentido, Camilloni (1998) señala que el portafolio tiene la función de representar el aprendizaje que el alumno ha realizado. Incluso en algunas experiencias los estudiantes eligen los contenidos del portafolio, construyen las pautas para la selección de sus trabajos y los criterios para ser evaluados (Arter, 1992; Arter y Spandel, 1992; Dochy et al., 2002; Barberá, 2005; Cherjovsky, 2009).

---

[18] Para ampliar ver Danielson y Abrutyn (2000).

Como se observa, la mayoría de las definiciones acentúan ciertas características tales como: suponen colecciones deliberadas y no azarosas de la tarea de los alumnos y favorecen los procesos de autorreflexión reconstruyendo y reelaborando el proceso de aprendizaje y la adquisición de competencias (Danielson y Abrutyn, 2000; Klenowski, 2005[19]; Álvarez González, 2008; Cherjovsky, 2009).

En el ámbito educativo los portafolios son una invención reciente y sólo ahora empieza a explorarse todo su potencial. Sin embargo, el concepto existe desde hace mucho tiempo en numerosos ámbitos fuera del aula. Por ejemplo, cuando se hacía necesaria la presentación de evidencias que permitiesen valorar los conocimientos y habilidades básicas de profesionales por medio de una colección de trabajos que los representaran. Así, por ejemplo, artistas, arquitectos y fotógrafos los usan para presentar su trabajo a potenciales clientes (Danielson y Abrutyn, 2000; García Hernández, 2000; Klenowski 2005).

En el ámbito de la educación primaria, diversos autores han documentado experiencias con portafolio en países anglosajones e hispanoparlantes que apuntaban a la necesidad de implementar innovaciones en los procesos de evaluación y un mayor involucramiento de los padres de familia en la educación de sus hijos[20] (Lyon, 1999; Danielson y Abrutyn, 2000). Específicamente en Estados Unidos, en la década del 90, el portafolio comenzó a utilizarse para compensar los déficits de las evaluaciones estandarizadas que, aplicadas a estudian-

---

[19]   Para ampliar ver Klenowski (2005).
[20]   Para ampliar ver Lyons (comp.) (1999).

tes de grupos minoritarios que aprenden inglés como segunda lengua, permitían atender a sus problemáticas específicas de adaptación cultural (French, 1992).

Desde el año 2000 en adelante la bibliografía científica da cuenta de su implementación en el ámbito universitario (Davis et al., 2001; Driessen et al., 2005; García Doval, 2005).

Mapa 1: El uso del portafolio a nivel universitario desde el año 2000

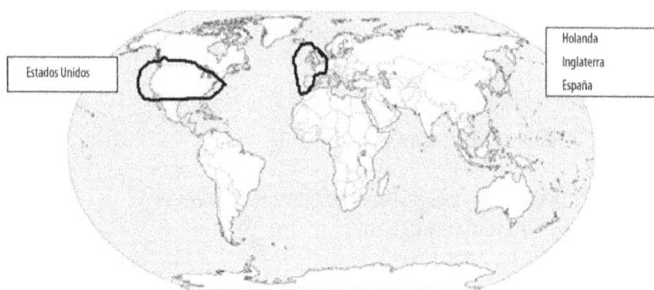

Fuente: demarcación propia sobre el mapa planisferio.

Específicamente en la educación de las ciencias de la salud, el portafolio ha demostrado ser útil para favorecer el desarrollo profesional de los estudiantes. A continuación a modo de ejemplo se ilustrarán con gráficos el uso del portafolio en educación médica en los diferentes continentes.

Gráfico 1: Utilización del portafolio en universidades del continente europeo

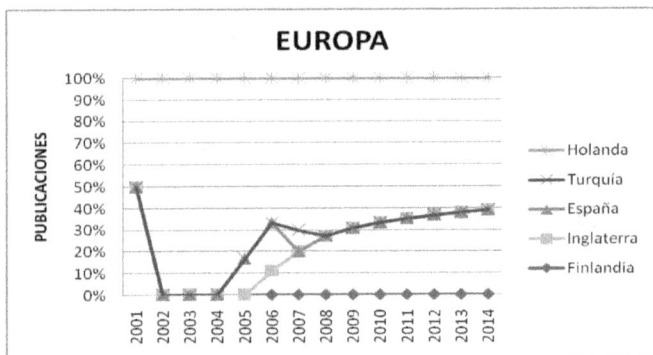

Fuente: elaboración propia.

Gráfico 2: Utilización del portafolio en universidades del continente asiático y Oceanía

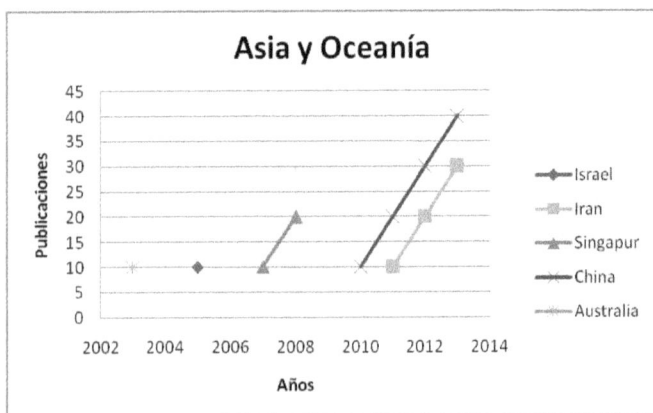

Fuente: elaboración propia.

Gráfico 3: Utilización del portafolio en universidades del continente africano

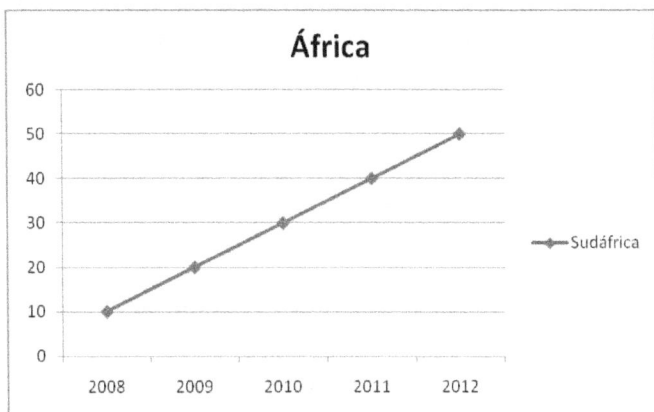

Fuente: elaboración propia.

Gráfico 4: Utilización del portafolio en universidades del continente americano

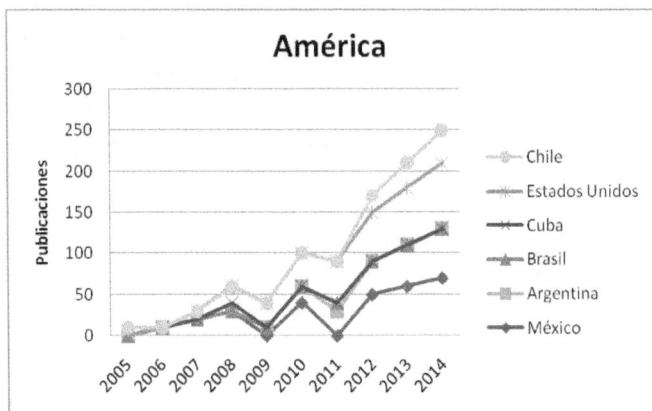

Fuente: elaboración propia.

En este sentido, Lonka (et al., 2001), trabajando con estudiantes en la rotación de obstetricia y ginecología en Finlandia, refiere que este instrumento ayuda a los estudiantes a monitorear el alcance de los objetivos de aprendizaje alentando procesos metacognitivos de autorreflexión. Por su parte, Elango (et al., 2005) señala que estudiantes de medicina de la universidad de Malasia, consultados acerca de la utilidad del portafolio como herramienta de aprendizaje, contestan que si bien se trata de una práctica estresante, contribuye a mejorar su comunicación y revisar sus prácticas. Sin embargo, muchos no lo incorporarían al currículo. Más recientemente Seed (2007), encuestando estudiantes en una rotación de psiquiatría en Londres, encuentra respuestas muy dispares ya que si bien los alumnos reconocen la posibilidad de autorreflexionar sobre su aprendizaje aumentando la responsabilidad que les compete en el proceso, destacan debilidades que desalientan su uso. Así, refieren el gran insumo de tiempo, esfuerzo, organización que tensiona al alumnado.

Por todo lo antedicho, desde hace unos años, en el contexto educativo universitario en ciencias de la salud, el portafolio está experimentando un notable aumento en su utilización tanto en el proceso de enseñanza/ aprendizaje como en la evaluación, siendo sin embargo un instrumento controvertido por la combinación de fortalezas y debilidades que destacan los autores (Barberá, 2005).

Características

Para que el portafolio como instrumento favorezca la planificación y evaluación de los aprendizajes debe ser (Moya, 1994; citado por Ayala Aguirre y Medina Aguilar, 2006):

- Integral: incluyendo técnicas de evaluación tanto formales e informales para valorar el desarrollo de habilidades, conocimientos y valores en los alumnos. Así, enfatiza tanto el desarrollo académico como formativo del alumno.

- Predeterminado y sistemático: para construirlo se debe realizar no solo un análisis profundo de las competencias profesionales de la carrera en cuestión sino también de las evidencias o indicadores a lograr para evaluarlas.

- Informativo: la información contenida en el portafolio debe ser significativa para todos los actores de la comunidad educativa generando incluso insumos que permitan la actualización y mejoras del currículo.

- Ajustable: debe ser un instrumento flexible para adaptarse a los propósitos, metas y objetivos de cada instancia de aprendizaje.

- Auténtico: debe ser lo suficientemente confiable como para reflejar el verdadero proceso de aprendizaje que el alumno está realizando.

Proceso de elaboración

El proceso de elaboración de un portafolio ha sido descripto por diversos autores, quienes acentúan los aspectos necesarios para su construcción.

Así, Rodríguez Weber y Pedraza Moctezuma (2009) especifican cuatro etapas que deben cumplirse en su elaboración:

- La identificación de experiencias que el estudiante define como significativas.
- La identificación de qué aprendizaje se obtuvo a través de las experiencias.
- La especificación de cómo ese aprendizaje es demostrado en la práctica.
- La identificación de necesidades adicionales al aprendizaje.

Por su parte, Barberá (2005) detalla los compartimentos que debieran conformar el instrumento:

- Guía o índice de contenidos: aclarara el tipo de trabajo y la estrategia didáctica. Esta última puede estar diseñada a priori por el profesor o co-construirse con el alumno.
- Apartado introductorio: es un espacio donde se detallan las intenciones, creencias y puntos de partida inicial de un tema o área de un estudio.
- Temas centrales: conforman el cuerpo del portafolio y contienen la documentación seleccionada por el alumno que muestra el aprendizaje conseguido en cada uno de los temas seleccionados.
- Apartado de clausura: síntesis del aprendizaje con relación a los contenidos impartidos.

Desde el punto de vista de los estudiantes, diversos autores (Danielson y Abrutyn, 2000; Barberá, 2005) discriminan las siguientes fases:

- Fase I de recolección: las evidencias pueden ser tareas realizadas en clase o fuera de ella (en medicina se suelen implementar entrevistas, lectura de presentaciones en congresos, resolución de casos clínicos e interpretación de métodos complementarios tales como laboratorios e imágenes) documentadas con diferentes tipos de soporte físico (digital, papel, audio).
- Fase II de selección de evidencias: los alumnos eligen los mejores trabajos realizados o las actividades que demuestren un buen desempeño en el proceso de enseñanza/aprendizaje.
- Fase III de reflexión: se resalta específicamente la reflexión como característica del portafolio que lo diferencia de una evaluación tradicional, ya que los docentes comentan sugerencias y modificaciones a la tarea de los alumnos como insumos para que estos las retrabajen nuevamente.
- Fase IV de publicación o proyección: el alumno finalmente organiza las evidencias con una estructura ordenada y comprensible. Todo este proceso favorece el pensamiento divergente y creativo siendo por todo lo antedicho una característica diferencial de este instrumento de evaluación.

En síntesis, elaborar un portafolio constituye un proceso complejo ya que no se sigue una progresión lineal porque para abordar cada fase es necesario tener en cuenta las demás que muchas veces resignifican las anteriores. Su filosofía se fundamenta en parámetros relativos a la mejora progresiva, el diálogo crítico, la argumentación y la flexibilidad cognitiva (Dochy et al., 2002; Barberá, 2005).

Tipos de portafolio

Diversas clasificaciones de portafolios coexisten en la bibliografía científica. Algunos autores los clasifican según su carácter público o privado; otros en función del formato de presentación. Así, Shores y Grace (1998), proponen la siguiente clasificación:

- Privado: es de carácter confidencial con respecto a su utilización y quiénes serán sus usuarios. Incluye reportes escritos elaborados principalmente por el docente.

- De aprendizaje: es de carácter público y los alumnos definen con los docentes los documentos a incluir. Contiene evidencias sobre el desarrollo de conocimientos, habilidades y actitudes, haciendo posible la evaluación y apoyo al alumno en áreas específicas.

- Continuo: es de carácter público pero restringido a la selección de los trabajos más representativos del alumno por un período de tiempo específico.

Con respecto al formato de presentación, Danielson y Abrutyn (2000) identifican tres tipos de portafolio:

- De trabajo: abarcan documentos que evidencian todo el proceso conteniendo tanto trabajos en curso como muestras terminadas. Sirven como depósito de reserva para que el alumno pueda seleccionar documentos para otro portafolio.

- De presentación: contiene los mejores trabajos que el alumno selecciona para demostrar su desempeño. Como su propósito es demostrar el nivel de realización más alto alcanzado por los alumnos, son los portafolios que contribuyen a consolidar una cultura de esfuerzo en el aula, ya que la autovaloración del alumno está en juego en esta instancia.

- De evaluación diagnóstica: su propósito es documentar el aprendizaje del alumno en relación a
  objetivos curriculares específicos, documentando el
  dominio del alumno en las competencias evaluadas.

Portafolio electrónico

En sus inicios como instrumento de evaluación el
portafolio se realizaba en soporte papel. Actualmente,
con el auge de Internet y la revolución que implicó la
utilización de las TIC en la educación ha empezado a
utilizarse el portafolio electrónico. En los últimos cinco
años numerosas publicaciones dan cuenta de la utilidad
de su implementación al permitir interactuar entre los
alumnos y los docentes en tiempo real intercambiando
información, mediante comunicaciones virtuales favoreciendo su desarrollo profesional antes de egresar de la
universidad (Barberá, 2008; Barberá et al., 2009; Wang,
2009; Luchoomun, McLuckie y van Wesel, 2010; Mok, 2012;
Strudler y Wetzel, 2012). Con respecto a la estructura de
los portafolios electrónicos, encontramos e-portafolios[21]
altamente estructurados diseñados para satisfacer deter-
minados estándares. Por otro lado hallamos e-portafolio
abierto, que fomenta el sentido de la creatividad y el
sentido de pertenencia a la hora de construir su propia
evaluación en relación a los objetivos preestablecidos. En
lo que respecta a la forma de evaluación de un e-portofolio
podemos utilizar el rubrica o *check-list*. (Barberá, 2008;
Barberá et al., 2009; Luchoomun, McLuckie y van Wesel,
2010; Parker, Ndoye y Ritzhaupt, 2012).

---

[21]   Para ampliar ver Barberá (2008).

Mapa 2: El uso del e-portafolio a nivel universitario en el mundo

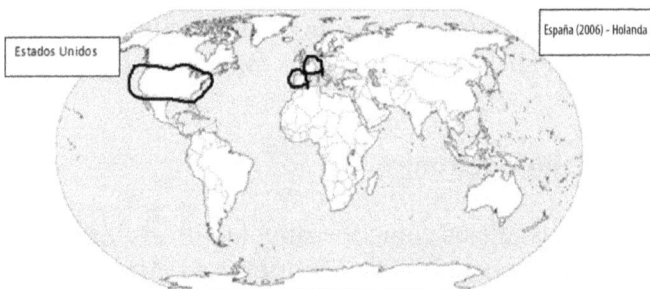

Fuente: demarcación propia sobre el mapa planisferio.

Si bien los términos portafolio electrónico y digital se usan como sinónimos, es importante distinguirlos ya que el primero contiene medios analógicos (como por ejemplo los videos) mientras que en el segundo todos los recursos son transformados a lenguaje electrónico. Así, la utilización de hipertextos permite establecer relaciones entre los diversos componentes, facilitando la lectura, sobre todo cuando se trata de web portfolios (Buckley et al., 2009; Correa, 2012).

La reflexión que el alumno hace acerca de su propio aprendizaje (característica distintiva del uso del portafolio) no se pierde en su versión electrónica sino que constituye precisamente un elemento vital a la hora de diferenciar una carpeta de archivos con este instrumento de aprendizaje (Barberá et al., 2009; Barrett y Garrett, 2009; Barrett, 2010).

Su naturaleza gráfica, su capacidad para soportar enlaces entre distintas evidencias digitalizadas, la posibilidad de diversificación de los marcos de expresión contribuyen a hacer del e-portafolio una necesidad en la educación universitaria (Barberá, Gewerc Barujel, Rodríguez Illera, 2009).

La gran diferencia con el formato original es que debido a la accesibilidad que aportan las herramientas digitales, el estudiante puede optimizar el proceso de retroalimentación de información (Woodward y Nanlohy, 2004).

El uso del portafolio electrónico ha ido creciendo a lo largo de estos años y su implementación y aceptación en las unidades académicas se puede observar en el siguiente gráfico.

Gráfico 5: Implementación del portafolio electrónico en diferentes países del mundo

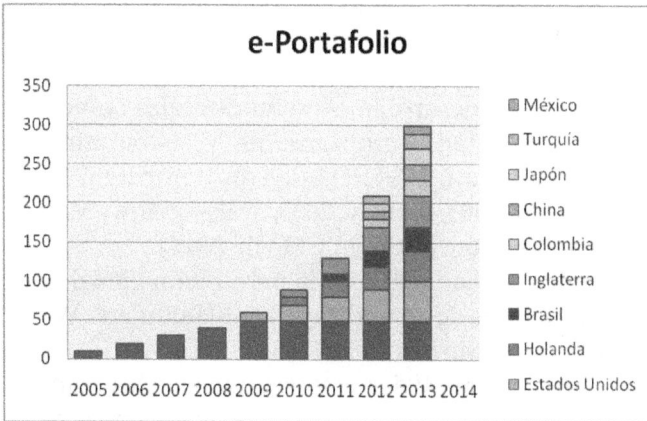

Fuente: elaboración propia.

Fortalezas

Las fortalezas del portafolio pueden clasificarse de la siguiente manera:

A- Focalizadas en el alumno:
- Posibilita la identificación de la evolución del proceso de aprendizaje que el alumno realiza (Méndez, 2003; Barberá, 2005; Rodríguez Weber y Pedraza Moctezuma, 2009).
- Favorece la relación entre evidencias, aprendizajes logrados, desarrollo de competencias e integración de lo aprendido a los conocimientos previos (Danielson y Abrutyn, 2000; Driessen et al., 2003; Driessen et al., 2005; Orland-Barak, 2005; Ayala Aguirre y Medina Aguilar, 2006; Cotta, Mendonça, Costa, 2011).
- Promueve el desarrollo de destrezas colaborativas en los grupos, estimula la cooperación y el trabajo en grupo (Ramírez López, 2009; Cotta, Mendonça y Costa, 2011).
- Facilita el desarrollo de actitudes tales como responsabilidad, cumplimiento y sistematicidad (Birembaum, 1997; Danielson y Abrutyn, 2000; Méndez, 2003; Barberá, 2005; Ayala Aguirre y Medina Aguilar, 2006; Kariman y Moafi, 2011).
- Aporta la valoración de la percepción global de la experiencia de aprendizaje vivida (Rodríguez Weber y Pedraza Moctezuma, 2009).
- Genera habilidades metacognitivas tales como la autoevaluación y toma de conciencia del nivel competencial alcanzado fomentando el autoaprendizaje (Danielson y Abrutyn, 2000; Driessen et al., 2003; Grant et al., 2007; Ramírez López, 2009; Kariman y Moafi, 2011; Chacón C. y Chacón Corzo M. A., 2011; Mazmanian y Feldman, 2011).
- Fomenta el desarrollo de un pensamiento crítico y reflexivo desde el momento que utiliza evidencias

para acompañar las evaluaciones, considera explicaciones alternativas y proporciona el espacio para proponer nuevas vías de actuación (Klenowski, 2005; Plaza et al., 2007; Barbera, 2009; Kariman y Moafi, 2011).

B- Focalizadas en el docente:
- Permite evaluar el proceso formativo de los alumnos valorando tanto aspectos cognitivos como actitudinales (Ramírez López, 2009; Pozo Llorente y García Lupión, 2006; Kariman y Moafi, 2011).
- Posibilita la valoración del desarrollo de competencias y habilidades en diferentes contextos enfocando la evaluación en el proceso (Cotta, Mendonça y Costa, 2011).
- Conduce a la reflexión de la práctica docente otorgando insumos para ajustar los contenidos de la asignatura (Danielson y Abrutyn, 2000; Cisneros Cohernour, 2008; Barberá et al., 2009; Ramírez López, 2009; Arbesú García y Gutiérrez Martínez, 2013).
- Favorece interacciones más simétricas entre docentes y alumnos, generando vínculos más dinámicos (Danielson y Abrutyn, 2000).

C- Focalizadas en la institución:
- La introducción de esta técnica es especialmente idónea para la capacitación y evaluación en competencias transversales (van der Vleuten y Schuwirth, 2005).
- Las instituciones encuentran una excelente oportunidad de hacer una autoevaluación de la congruencia de su estructura curricular, de la claridad de las competencias que busca formar y de las evidencias que puede exigir en la formación de alumnos

de grado y postgrado (Danielson y Abrutyn, 2000; Rodríguez Weber y Pedraza Moctezuma, 2009).

Debilidades

Recientemente se han destacado diversas debilidades producto de las tensiones que desencadena el uso de este instrumento (Barbera, 2005). Así, tanto docentes como alumnos necesitan un proceso de adaptación ya que en primera instancia a los alumnos les genera inseguridad y los docentes necesitan ser capacitados. Esto genera resistencias de parte de docentes y alumnos por el desconocimiento de sus posibilidades (Pozo Llorente y García Lupión, 2006; Cotta, Mendonça y Costa, 2011).

Por otra parte, y a diferencia de las evaluaciones tradicionales, se trata de un instrumento que requiere alta dedicación y gran insumo de tiempo tanto para docentes como alumnos (Birgin y Baki, 2007; Tartwijk y Driessen, 2009; Cotta, Mendonça y Costa, 2011).

De acuerdo a la naturaleza misma del instrumento, posee baja confiabilidad para otorgar un *score* estandarizado (Snadden y Thomas, 1998; Kariman y Moafi, 2011). En este sentido Birgin y Baki (2007) proponen como solución la utilización en conjunto con el rubric, siendo este aspecto especialmente relevante en instituciones académicamente estructuradas.

Finalmente, por todo lo antedicho, Pozo Llorente y García Lupión (2006) sugieren la instrucción de toda la comunidad educativa previa a la implementación y su utilización habitual en varias asignaturas. Para empezar a instaurar esta modalidad paulatinamente se recomienda comenzar con portafolios más estructurados.

CAPÍTULO VI: ESTUDIO EMPÍRICO ACERCA DE LA IMPLEMENTACIÓN DEL PORTAFOLIO EN UNA FACULTAD DE MEDICINA

"La travesía de mil millas comienza con un paso"

Lao Tse (604 a.C. - 531 a.C.)

La Universidad en la que se realiza el presente estudio es de gestión privada, cuenta con numerosas carreras y ha sido fundada en el año 1995 en la ciudad de Buenos Aires. Declara como misión promover la educación superior con calidad académica, en condiciones que favorezcan la inclusión social para aportar a la democratización del conocimiento y a la formación de profesionales capacitados y comprometidos con la defensa de valores y derechos relativos a la promoción de la vida, al desarrollo humano integral, a la producción y transferencia de conocimiento científico y tecnológico, a la preservación y difusión de la cultura y el patrimonio axiológico nacional, a la búsqueda de respuestas a los problemas sociales y al desarrollo y organización social de los sujetos.

En particular, la misión de la facultad de medicina y ciencias de la salud está íntimamente ligada a la misión institucional: se propone el desarrollo de una educación abierta y permanente para la formación de profesionales autónomos, creativos, humanistas y participativos, así como la formación de un médico general, que pueda promover cambios culturales, sociales, políticos y económicos.

La carrera de medicina se dicta en la ciudad de Rosario desde el año 1997. Su misión es formar profesionales con un abordaje integral que responda a las necesidades de salud de la región y del país, que tenga en cuenta los aspectos psicosociales, antropológicos, culturales, éticos y científicos capaces de cuidar la salud y defender la vida. Todo ello en un marco de libertad, igualdad, respeto y participación democrática en lo académico y social.

La rotación Laboratorio de Habilidades[22] es un espacio curricular que pertenece a la asignatura Internado Rotatorio y se desarrolla durante el sexto año de la carrera de medicina de una universidad privada.

La inquietud por implementar este instrumento surge en la carrera de medicina específicamente a través del decano, quien creía que el portafolio era una herramienta novedosa y posible de implementarse en una universidad como la estudiada. Asimismo, le interesaba observar cómo interactuaban con el portfolio los directores de carrera, cómo trabajaban los docentes, ver su desarrollo, su evolución y desempeño. Posteriormente, desde el decanato de medicina surge la idea de implementarlo en una unidad académica más breve. A modo de ejemplo se citan frases de las entrevistas: "como inquietud surgió a raíz de la maestría de educación médica en la universidad nacional de Tucumán yo doy el módulo de evaluación, más específicamente en la actualidad evaluación de competencias" (entrevista al decano, 2013).

> Bueno, en realidad esta inquietud surge hace bastante tiempo por iniciativa del decano doctor C., cuando nos ponemos

---

[22] La asignatura Internado Rotatorio forma parte de la Práctica Final Obligatoria. Consta de cinco rotaciones: Clínica, Cirugía, Pediatría, Tocoginecología y Laboratorio de Habilidades. Esta rotación se cursa en la sede la carrera y tiene destinado cuatro laboratorios, en uno de ellos se encuentran los simuladores.

a evaluar las formas de evaluación que se realizan en la universidad y él entiende e impulsa con mucha fuerza la implementación del portafolio en distintas actividades e inclusive hasta para la evaluación de la tarea de los docentes (entrevista al director de la carrera, 2013).

Con respecto al proceso de implementación, se llevó a cabo en primera instancia en la carrera de medicina de Buenos Aires por una razón de cercanía y luego se trasladó a la sede Rosario, capacitando a ambas coordinadoras del Laboratorio de Habilidades, explicando la estructura que debía tener el mismo para poder evaluar competencias, ofrecerles bibliografía y capacitarlas:

> Lo que hacemos habitualmente por una razón de cercanía es implementarlo en Buenos Aires, ir corrigiendo y cuando está consolidado lo traemos a Rosario, por una razón de distancia lo que hicimos fue hablar con la coordinadora primero de Buenos Aires y luego de Rosario, explicarle bien cómo se hace, llevarle bibliografía, explicarle cómo es su estructura (entrevista al decano, 2013).

En lo atinente al momento en el cual se decide su implementación, se evidencian diferentes prioridades. Por un lado el decano señala que sugiere su implementación en el último año de la carrera porque los alumnos ya están en su etapa final de formación y el Laboratorio de Habilidades, al trabajar con simuladores. Por otro lado el director de la carrera explica que el interés de algunos docentes y secretarios técnicos de la carrera en la temática fue una de las principales motivaciones. Finalmente, la asesora del departamento pedagógico de la facultad infiere que dicho espacio curricular era el más pertinente:

> Porque en el Laboratorio de Habilidades, porque ya están en el último año de la carrera y ya están consustanciados con la universidad, ya saben cómo son las cosas... pero pocas veces

les hemos pedido que reflexionaran sobre las cosas que iban haciendo. Y cuando uno trabaja en simulación tenemos que tener una reflexión. Entonces eso será útil al utilizarlo con un ser humano cuando llegue el momento, eso hace que el alumno se apropie de cada una de las habilidades, eso hace que se fomente la co y la autoevaluación y entonces fue que decidimos implementarlo dentro de esta unidad académica o curricular, dentro del Laboratorio de Habilidades y dentro de la práctica final obligatoria (entrevista al decano, 2013).

Esto surge por varios motivos, pero fundamentalmente por tu intención de generar un instrumento de evaluación objetivo que permita conocer cómo se está evaluando todo el proceso de aprendizaje Práctica Final Obligatoria y especialmente en el Laboratorio de Habilidades (entrevista al director de la carrera de medicina, 2013).

Infiero… como en realidad el portafolio lo que está mostrando es ir modificando o corriendo los errores o aciertos en una práctica, yo creo que es pertinente que esté en sexto año de la carrera (entrevista asesora pedagógica de la facultad, 2013).

Otro aspecto de interés para contextualizar su implementación es la aceptación que las autoridades académicas refieren para su puesta en marcha destacando aspectos positivos que se mencionan a continuación:

En realidad no genera tensiones, todo lo contrario, los alumnos lo adaptaron, colaboraron aportando material en Internet, software, casos clínicos; es decir, más que tensionarlo creo que ayudó a entenderlo, a reflexionar y a fortalecerlo (entrevista al decano, 2013).

El portafolio tiene la gran ventaja que puede utilizarse como evaluación diagnóstica, formativa y sumativa, por lo cual en una unidad breve podría ser interesante (entrevista al decano, 2013).

Yo creo que... estamos avanzando hacia nuevas metodologías que nos permitan actualizarnos y estar a tono en esta carrera tan difícil de evaluar por su amplitud, por amplio campo de trabajo y... por lo tanto estos nuevos métodos evaluativos van a contribuir (entrevista al director de la carrera de medicina, 2013).

En síntesis, el proceso de ejecución del portafolio en esta universidad transcurrió sin mayores dificultades entre las autoridades y el departamento de capacitación pedagógica. Cabe aclarar que los directivos están habituados a cambios en modalidades pedagógicas con el propósito de mejorar el proceso de enseñanza/aprendizaje, siendo esta una característica de la universidad en su conjunto. Sin embargo, en el resto de la comunidad educativa (docentes y alumnos que participaron del proceso) surgieron las tensiones y resistencias que se pueden leer en los diferentes artículos relacionados con la temática.

Caracterización de los participantes

Las entrevistas a los alumnos se realizaron durante el ciclo lectivo del año 2011.[23] Sus edades variaron entre 24 y 32 años, con un promedio de 25 años.

Las entrevistas[24] se realizaron en la universidad en los momentos de descanso entre las cursadas, siendo efectuadas personalmente por la autora del presente estudio. Los ejes que guiaron las entrevistas fueron: opinión que tienen los alumnos y docentes acerca del

---

[23] Los alumnos procedían de tres provincias diferentes: Santa Fe, Buenos Aires y Entre Ríos.

[24] Las entrevistas se llevaron a cabo en la sede donde cursaban la rotación Laboratorio de Habilidades, los alumnos respondían preguntas y se explayaban en sus sentires y percepciones.

portafolio; fortalezas y debilidades percibidas por alumnos y docentes en el portafolio utilizado para evaluar las competencias; estructura y contenido que alumnos y docentes consideran pertinentes para la evaluación de las competencias y sugerencias de alumnos y docentes. Estos ejes fueron comunes a todos los participantes, agregándose en el caso de los alumnos aspectos percibidos como estresantes en la construcción de su portafolio.

El modelo de las entrevistas[25] que se realizaron a alumnos, docentes y autoridades académicas da cuenta de los siguientes ejes temáticos:

Alumnos

1- Opiniones acerca del portafolio.
2- Apreciaciones en cuanto a su formato y estructura.
3- Los aspectos que resultaron más estresantes en la construcción del portafolio.
4- Identificación de las fortalezas.
5- Identificación de las debilidades.
6- Opiniones acerca de la implementación en el resto de la carrera.
7- Sugerencias y reflexiones.

Docentes

1- Opiniones acerca del portafolio.
2- Apreciaciones en cuanto a su formato y estructura.
3- Identificación de las fortalezas.
4- Identificación de las debilidades.
5- Opiniones acerca de la implementación en el resto de la carrera.
6- Sugerencias y reflexiones.

---

[25] En promedio, las entrevistas a los alumnos duraron quince minutos cada una, mientras que las realizadas a los docentes y a las autoridades académicas se extendieron por treinta minutos.

Autoridades académicas

1- Implementación del instrumento en la carrera.
2- Razones para empezar en la PFO.
3- La tensión de un instrumento no tradicional en una carrera tradicional.

A continuación se muestra un modelo de consentimiento informado para tener como referencia y poder ser utilizado:

MODELO DE CONSENTIMIENTO INFORMADO

TÍTULO DEL PROYECTO/ESTUDIO

Introducción

El presente documento contiene información sobre un estudio titulado: .... Su docente le ha solicitado que considere la posibilidad de participar en este estudio de investigación. El estudio se llevará a cabo durante .... y se desarrollará en .... Antes de participar, es importante que comprenda la razón por la que se lleva a cabo la investigación y qué significará dicho estudio. Los resultados que se obtengan servirán para analizar ....

Consentimiento

Por medio de la presente declaro que el investigador principal me ha brindado información completa, tanto verbalmente como por escrito, de todo el proceder del estudio. Todas mis preguntas han sido respondidas de manera satisfactoria. He recibido la información por escrito que acompaña la presente declaración y he contado con el tiempo suficiente para considerar mi participación. Acepto voluntariamente participar en el presente estudio. Me reservo el derecho de retirar mi consentimiento en cualquier momento, sin tener que dar razón alguna por ello. Dicho retiro no afectará mi atención sanitaria que reciba de manera alguna.

ACEPTO PARTICIPAR EN EL PRESENTE ESTUDIO
(debe completar el participante de su puño y letra)

| **Nombre del participante:** |
| **Firma:** |
| **Fecha:** |

| **Nombre del investigador:** |
| **Firma:** |
| **Fecha:** |

El material reunido a partir de las entrevistas,[26] caracterizado por una interesante riqueza conceptual, se analizó y categorizó. Luego, para facilitar la información se agrupó acorde a los ejes antes mencionados. A título de ejemplo, se transcriben fragmentos ilustrativos, ordenados según su frecuencia, separadamente para docentes y alumnos.

Opiniones acerca del portafolio

En primer lugar se mencionarán los *aspectos destacados por los docentes*. En este sentido, las respuestas se pueden agrupar de la siguiente manera:

Por un lado coinciden en destacar la posibilidad que el instrumento brinda de *objetivar y documentar las competencias*. Al respecto señalan la importancia de poder plasmar lo realizado en clase:

> Muy buena herramienta justamente para certificar que los temas que se discuten o se charlan en la clase se dieron, permite plasmar, asegura se plasme en papel o en documentación algo escrito lo que se dio en la clase, se puede revisar lo que se dio en clase; eso es para mí lo más importante (especialista en cardiología).

> Bueno, el portafolio me parece una manera de objetivar todo lo que uno ve en la clase, una manera de personalizar al alumno con sus datos, su historia y su recorrido a través del cursado (especialista en tocoginecología).

> Es el lugar donde las competencias que los alumnos hacen del Laboratorio de Habilidades quedan registradas,

---

[26] Las entrevistas fueron realizadas en su totalidad por la autora de este libro.

los alumnos vuelcan las críticas, las experiencias que ellos tuvieron en estas ocho semanas en el laboratorio. Manera más objetivable y la forma correcta de poder evaluar al alumno en cada rotación (especialista en neurología).

Similares observaciones fueron mencionadas recientemente por Álvarez y Moxley (2004) y por Cotta, Mendonça y Costa (2011), quienes reconocen que los alumnos pueden alcanzar las competencias básicas y reunir una diversidad de evidencias que apoyan el desempeño de estas. Ellos afirman que el portafolio se está convirtiendo en una herramienta que permite evaluar la diversificación de los logros planificados en los planes de estudio.

Contrariamente a lo anterior, Brennan y Lennie (2010), en un estudio realizado en Gran Bretaña, plantean los comentarios de los estudiantes con respecto a este instrumento donde acuerdan que el portafolio solo mide la capacidad para escribir sobre su práctica sin demostrar cómo desarrollan las competencias, considerándolo de esta manera un método ineficaz para la evaluación del profesional.

Por otro lado, los docentes rescatan las características de *utilidad y capacidad para evidenciar el desempeño de los alumnos*:

Es una herramienta muy valiosa para ver cómo los alumnos aprenden (residente de clínica médica).

Ah... bueno, es muy útil... permite demostrar la actividad del alumno y su desempeño a través de la rotación (especialista en cardiología).

El portafolio les permite verse en día a día, evaluarse ellos mismos, es útil y para mí fue algo novedoso (especialista en cardiología).

En coincidencia con estas afirmaciones, Alvarez y Moxley (2004) señalan que el portafolio es una herramienta que permite registrar la totalidad de los productos realizados y las autoevaluaciones que son relevantes para reflejar el proceso de enseñanza/aprendizaje realizado. La preparación de los portafolios requiere que los alumnos reflexionen sobre su aprendizaje, mirando hacia atrás en lo que han logrado como así también generar expectativas en cuanto a cómo van a utilizar esta evidencia en las siguientes fases de su vida.

Varios docentes resaltan la capacidad de *reflexión* que genera la construcción de esta herramienta, tanto para ellos como para los alumnos:

> El alumno, al poder ver y replantearse cuáles fueron los errores, dejan firmes los conceptos y los hace reflexionar (residente de clínica médica).

> Es interesante además de ver el desempeño de los alumnos reflexionar sobre nuestra propia práctica docente, nuestro desempeño... ¿no? (especialista en cardiología).

En línea con lo anterior, otros autores recientemente también coinciden en que dicha experiencia les brinda a los alumnos la posibilidad de reflexionar sobre sus prácticas, destacando el potencial que tiene para profundizar el análisis del proceso de enseñanza (Alvarez y Moxley, 2004; Driessen et al., 2006; Tigelaar, 2006; Saltman et al., 2010; Brennan y Lennie, 2010). En función de la reflexión docente diversos autores acuerdan acerca de las posibilidades que le brinda el portafolio de detectar necesidades nuevas, revisar lo planificado en el programa y reflexionar acerca de su propia práctica docente (Danielson y Abrutyn, 2000; Cisneros Cohernour, 2008; Barberá et al., 2009; Ramírez López, 2009).

Con respecto a los alcances de este instrumento para favorecer el aprendizaje y/o constituir una forma de evaluación, se obtuvieron diferentes respuestas. Algunos docentes coincidieron en su aporte en el proceso de enseñanza/aprendizaje y en la etapa de evaluación:

> Ambas, una herramienta de aprendizaje en donde el alumno podía ver su crecimiento y fortalecer sus debilidades y una herramienta de evaluación cotidiana para el evaluador (especialista en cardiología).

> De evaluación sí es, si armó su portafolio bien, se arma una valoración de los contenidos y de todo... de aprendizaje es fundamental, dejan su práctica su clase plasmada, lo pueden revisar y buscar todas las veces que quieren (especialista en tocoginecología).

Similar observación es compartida por Haffling et al. (2010), quienes destacan al portafolio como una herramienta potencial para el aprendizaje y la evaluación de su profesionalismo, haciendo hincapié en el desarrollo de la reflexión de sus prácticas.

Para el resto solo era de utilidad como instrumento de evaluación:

> De evaluación básicamente y los alumnos pueden autoevaluarse (especialista en cardiología).

Al respecto se han verificado relaciones entre lo expuesto y lo hallado en la literatura recientemente. Los portafolios utilizados como instrumentos de evaluación formativa son atractivos por varias razones: en primer lugar son evaluaciones de alta fidelidad en cuanto al desempeño ya que proporcionan la documentación necesaria para su corroboración, en segundo lugar permiten ver la evolución que ha hecho el alumno y finalmente fomentan el aprendizaje y la comprensión reflexiva, habilidad clave para el desarrollo profesional futuro (Snadden y Thomas, 1998; Lago Deibe y Ferreiro Gurí, 2006; Clay, Petrusa, Harker y Andolsek, 2007; Ramírez López, 2007; Cherjovsky, 2013).

Acordando con Wilkinson et al. (2002), la evaluación formativa implica un trabajo diario y crítico, sugiriendo los autores incrementar los estudios científicos sobre el tema para acreditar fiabilidad al instrumento.

En cuanto a la utilización de esta herramienta en el resto de la carrera, todos los docentes coincidieron en la conveniencia de implementarlo durante el cursado. Para algunos docentes es fundamental realizarlo en las asignaturas troncales (las asignaturas que deben tener regulares o aprobadas para poder cursar las del año próximo), resaltando el hecho del entrenamiento del docente en esta estrategia:

> En las asignaturas troncales (es decir, las que se necesitan tener aprobadas para cursar el año siguiente) sería fundamental implementar el portafolio, para lo cual los docentes deben estar capacitados (especialista en neurología).

Otro docente señala su utilidad al comienzo de la carrera en las asignaturas troncales:

> Si en las asignaturas, eh... podría aplicarse desde primer año, es decir, pero más factible en las troncales y los docentes a cargo deben recibir una capacitación previa (especialista en cardiología).

Un docente señala el hecho de incorporarlo en las comisiones prácticas o de trabajos prácticos dada la necesidad de establecer una relación más cercana entre docente y alumno para utilizar este instrumento:

Sí creo que es una actividad que se puede hacer en materias que uno tenga un contacto muy estrecho con los alumnos, es mi opinión, sí se puede hacer… lo tiene que hacer el que está en los prácticos y por supuesto estar entrenado (residente de clínica médica).

Fortalezas y debilidades

La tabla que sigue muestra las fortalezas y debilidades que los docentes entrevistados describen cuando se los interroga al respecto. A los efectos de ilustrar cada aspecto, a continuación se transcribirán fragmentos que ejemplifiquen cada uno de ellos contrastados con la bibliografía especializada.

Tabla 2: Fortalezas y debilidades identificadas por los docentes

Debilidades	Fortalezas
Conciencia de aprendizaje	Laboriosidad para su construcción y corrección
Autocrítica	Baja confiabilidad
Posibilidad de autoevaluación	Formato papel
Autocorrección del proceso	

Fuente: elaboración propia.

Las fortalezas identificadas fueron compartidas por todos los docentes. A continuación cada una:

- La conciencia que el alumno adquiere de su proceso de aprendizaje y la posibilidad de evaluarse:

  Creo que es mucho más útil tener una evaluación cotidiana, objetivable en relación con un examen esporádico asociado

con nervios teniendo la posibilidad de cada día de autoe-
valuarse (especialista en cardiología).

Generarle la consciencia al alumno de que el aprendizaje no
pasa solo por la clase que le da el docente sino que le genera
responsabilidad; que el aprendizaje empieza por él, que él
es el que domina, generar consciencia del autoaprendizaje,
la principal fortaleza (especialista en cardiología).

Similares observaciones fueron realizadas por
Alvarez y Moxley (2004); Haffling et al. (2010) y Agostini,
Paris y Cherjovsky (2011, 2014), quienes señalan que el
uso de los portafolios incita a los alumnos a evaluar su
experiencia de aprendizaje y proporciona herramientas
para desempeños futuros.

- Autocrítica y autocorrección del proceso

  Autocrítica, prolijo, permite el registro, es muy importante,
  permite repetir las competencias que están mal (especialista
  en neurología).

Dicha fortaleza también es detectada por Pozo
Llorente y García Lupión (2006) y Ramírez López (2009),
ya que consideran al portafolio como una carpeta dinámica que permite recopilar una colección ordenada y
seleccionada de documentos que evidencian la actuación
del alumno en su práctica diaria.

Con respecto a las *debilidades* detectadas, se señalan
a continuación las diferentes opiniones de los docentes
entrevistados en el presente de trabajo:

- Laboriosidad para su construcción y corrección:

  El trabajo que lleva al docente compaginar, armar, acompañar (especialista en tocoginecología).

Lleva mucho tiempo (especialista en neurología).

Los hallazgos generales en esta área de investigación dan cuenta, al igual que los participantes de este estudio, de las siguientes consideraciones: gran dedicación, alto insumo de tiempo, disciplina, orden y reflexión, ya que no se trata tan solo de elaborar los ejercicios y corregirlos sino de un proceso, siendo así el portafolio mucho más que una herramienta de trabajo (Alvarez y Moxley, 2004; Tigelaar, 2006; Seed, 2007, Birgin y Baki, 2007; Tartwijk y Driessen, 2009; Cotta, Mendonça y Costa, 2011).

- Baja confiabilidad:

> Como lo genera el alumno, si el alumno no es lo suficiente-mente aplicado el portafolio es deficiente, como depende del alumno puede tener los errores de no guardar los procedi-mientos, perder los documentos, y puede estar incompleto (especialista en cardiología).

Este aspecto constituye una preocupación que se reitera en la bibliografía, aportando los autores diversas sugerencias. Por un lado Wilkinson et al. (2002) sugieren que se necesita una cuidadosa implementación y eje-cución del instrumento. Por otro lado diversos autores coinciden en la necesidad de complementarlo con otros tipos de evaluación, tales como entrevistas estructuradas a cargo de docentes capacitados y/o rubrica. De esta manera aumentaría la confiabilidad y disminuirían las inconsistencias debidas al criterio de un único evaluador (Snadden y Thomas, 1998; Birgin y Baki, 2007; Burch y Seggie, 2008; Brennan y Lennie, 2010; Kariman y Moafi, 2011).

Diferenciándose de los enfoques alternativos pro-puestos anteriormente, Morris et al. (2012) llevó a cabo una revisión sistemática de la literatura con el propósito de identificar qué instrumentos de evaluación son los más idóneos para evaluar habilidades procedimentales en estudiantes de medicina. Excluye específicamente al portafolio argumentando que, al ser un instrumento de evaluación formativa, no permite tal actividad.

- Implementación en formato papel:

  A lo mejor uno podría ver si se podría informatizar todo para hacer mejor, pero es una cuestión menor (residente en clínica).

Esta postura es compartida por la mayoría de los autores, quienes recientemente proponen trabajar con portafolio en formato electrónico dado que presenta múltiples ventajas, tales como: mayor dinamismo, mayor capacidad de soporte, permite la comunicación entre los alumnos fuera del espacio disciplinar; favorece la capacidad de retroalimentación sin descuidar la posibilidad de reflexionar, atributo especial de este instrumento (Barberá, 2008; Barberá, Gewerc Barujel, Rodríguez Illera, 2009; Barrett y Garrett, 2009; Barrett, 2010; Luchoomun, McLuckie, van Wesel, 2010; Mok, 2012).

Por último, dos docentes no pudieron identificar debilidades del instrumento resaltando únicamente sus aspectos favorables:

  La verdad es que no se me ocurre nada... eh... para mí es todo positivo (especialista en cardiología).

- Estructura y contenido adecuados a la evaluación de competencias:

Con respecto a la estructura del portafolio, todos los docentes coinciden en la necesidad de dejar a cargo del alumno la construcción y el armado dado que esta actividad en sí misma favorece la autorregulación del aprendizaje:

> El portafolio lo arma el alumno porque le pertenece al alumno y lo ayuda a evaluarse en su aprendizaje (especialista en neurología).

> Lo arma el alumno y yo los ayudo, así van aprendiendo y a la vez evaluándose (especialista en tocoginecología).

En acuerdo con estas apreciaciones, los autores consultados también entienden que el armado del portafolio es una actividad que le concierne al alumno, ya que es él quien está realizando el proceso de aprendizaje y evaluación (Birembaum, 1998; Danielson y Abrutyn, 2000; Alvarez y Moxley, 2004; Méndez, 2006).

En lo que refiere al contenido, los docentes describieron cada uno de los componentes, que consideran pertinentes para la evaluación de las competencias.

Las primeras diez competencias de las que tenían que dar cuenta eran las correspondientes a la dimensión práctica clínica, cuyas actividades son la realización de historia clínica, examen físico, planteos diagnósticos, resolución de casos clínicos, indicación e interpretación de métodos complementarios, instauración del tratamiento adecuado, educar y enseñar al paciente y la indicación de interconsultas:

> Bueno, conmigo empiezan por el ABC, empezamos con todas las competencias de la dimensión práctica clínica, historia clínica, planteos diagnósticos, interconsultas, tratamientos, evaluación de los métodos complementarios y su interpretación, recetas, certificados, epicrisis (residente de clínica médica).

Luego continúan con una competencia[27] fundamental ya que se basa en los procedimientos médicos que el alumno debe adquirir para poder desempeñar su profesión. Esta consta de más de veinte actividades, tales como control de signos vitales, electrocardiograma, otoscopia, fondo de ojo, campo visual, papanicolau, colocación de sondas, venoclisis, drenajes, suturas, punción lumbar. A modo de ejemplo se citan dos fragmentos de entrevista:

> Es la 11,[28] hacemos cateterismo vesical, toracocentesis, punción lumbar e intubación la hacen con G, venoclisis, inyecciones de todo tipo, punción venosa periférica, colocación de sondas, tacto rectal, examen mamario, simulación de toma de papanicolau, suturas y drenajes, lavado de manos,

---

[27] Las competencias profesionales del médico se presentan organizadas en cuatro dimensiones: en cada una de ellas se incluyen varios componentes y en cada componente se detallan actividades. Las dimensiones son Práctica clínica, Pensamiento científico e investigación, Profesionalismo, Salud poblacional y Sistemas sanitarios. Son cuarenta competencias.

[28] Hace mención a la competencia número 11 de la resolución ministerial 1314/07, donde están enunciados todos los procedimientos que un alumno de pregrado de medicina debe poder realizar. A continuación se detallan: evaluación de signos vitales, control de peso y talla de lactantes, niños y adultos, screening para agudeza visual, fondo de ojo, electrocardiograma de superficie, tacto rectal y anoscopía, especuloscopía en la mujer y toma de papanicolau, examen de mama, otoscopía y rinoscopia, punción lumbar, intubación nasogástrica, intubación oro-traqueal, administración de soluciones o medicamentos por venoclisis o inyección, inyecciones subcutáneas o intramusculares, canalización venosa, cateterismo vesical, paracentesis abdominal, toracocentesis o aspiración continua en caso de colecciones pleurales o neumotórax espontáneo, drenaje de colecciones supuradas, curación y sutura de heridas simples, inmovilización y traslado de pacientes, lavado y vestido para permanecer en quirófano y atención de parto eutócico.

normas de bioseguridad, análisis de material bibliográfico (especialista en tocoginecología).

Dejar documentado cada tema importante que se va dando mediante la resolución de un caso clínico, también la realización del electrocardiograma, la interpretación, la descripción del análisis y tratamiento (especialista en cardiología).

Un aspecto particular a destacar que hace a la capacitación académica del futuro profesional consiste en las búsquedas bibliográficas (tanto en inglés como en castellano). Incluyen documentos tales como resúmenes a congresos o trabajos publicados en revistas con referato nacionales o internacionales:

También buscaron literatura científica y leímos los *abstract* que se presentan en los congresos (especialista en cardiología).

En otra solapa guardan las guías (que constan de un marco teórico, consignas y actividades a realizar) y las listas de cotejo (este material es una copia de la resolución 1314/2007, donde constan las cuarenta competencias, con cuatro niveles de complejidad):

La lista de cotejos para ver cómo avanzan y adquieren las competencias y las guías de cada tema los chicos las trabajan en su casa y en clase (especialista en neurología).

Las guías están buenas porque los orientan en los pasos a seguir y con la lista de cotejos ellos van viendo en qué nivel están (residente de clínica).

Durante el año 2011 se incorporó una actividad de integración al cierre de la cursada con el objetivo de facilitar una apreciación global de una problemática sanitaria:

Ahora este año agregamos los trabajos de integración, del cierre de la rotación y los que hacen en la PFO, está bueno, les sirve para ver cómo trabajamos todos juntos (residente de clínica).

Finalmente, los docentes destacan dos actividades que se incluyen en las últimas solapas del portafolio con el propósito de que el alumno tenga presente la evaluación del docente y brindar sugerencias. Este apartado constituye la esencia propia del instrumento en su principal fortaleza: propiciar la autorreflexión con un abordaje holístico de su propia práctica profesional.

La evaluación del docente en cada ejercicio o procedimiento y algo muy importante para nosotros son las sugerencias porque hemos incorporado actividades propuestas en las sugerencias (especialista en neurología).

Que tengan un espacio para sugerencias está bueno para el docente porque te amplía el panorama de las expectativas de los alumnos y lo que necesitan (especialista en tocoginecología).

Sugerencias para optimizar la utilización del portafolio en la carrera de medicina

Se les pidió a los docentes al cierre de la entrevista que sugirieran aportes para optimizar el uso del portafolio. Sin embargo, la mayoría no pudo expresar ninguna sugerencia:

Es la primera vez que trabajo con portafolio, no sé, sugerencia no se me ocurre nada, me parece que así estamos trabajando muy bien (especialista en cardiología).

Ah... no, la verdad no se me ocurre nada (especialista en cardiología).

No, eh... no se me ocurre nada (residente de clínica médica).

Sólo un docente reflexiona acerca de la posibilidad de informatizar este instrumento:

No, por ahí podríamos hacerlo informatizado, con un programa que sea a completar y sea más práctico el llenado, la ventaja que tiene informatizarlo es que es más fácil de llenar por la práctica que tiene, se puede utilizar Google Docs y todos lo vemos en tiempo real, eso sí, el docente tiene que tener una cuenta de Google (especialista en tocoginecología).

A continuación se mencionarán los aspectos *destacados por los alumnos.*

Las entrevistas realizadas a los alumnos serán identificadas de la siguiente manera para preservar la confidencialidad de los datos: nombre de fantasía respetando el género y el año de la entrevista).[29]

Opiniones acerca del portafolio

Las opiniones expresadas por los alumnos fueron de un significativo valor para este trabajo debido a la diversidad de aspectos identificados. Los alumnos hablaron de la labor organizativa que implica esta herramienta, de sus impresiones al construirlo y evaluaron la posibilidad de su implementación en el resto de la carrera.

---

[29]   Se respetó la identidad de cada alumno, para tal fin se utilizaron nombres de fantasía respetando el género. Ninguno de los nombres elegidos fue de ningún alumno que cursó 6° año de la carrera durante el año 2011.

En lo que atañe a la organización, destacaron el gran trabajo que realiza la coordinadora del laboratorio para que se pueda cumplir en tiempo y forma, preparando las guías, corrigiendo los trabajos, efectuando las entregas en el momento pactado y la actividad conjunta del plantel docente y autoridades:

> "Muy bueno, muy organizado y exigente, felicitaciones para G., la mejor rotación por lejos" (Brenda, 2011).

> "Me gustó la organización y que vos vengas a estar con nosotros, charles con nosotros" (Pedro, 2011).

> "Muy positivo, muy útil muy buena la predisposición de todos los docentes y de vos en subir y explicarnos, ver cómo íbamos, quedarte con nosotros, me gustó que subieras" (Victoria, 2011).

Estas respuestas son coincidentes con las descriptas por Pozo Llorente y García Lupión (2006), quienes refieren que para los estudiantes es una experiencia enriquecedora y favorece el intercambio con los docentes.

Los alumnos entrevistados realizan valoraciones positivas ya que destacan tanto la utilidad del instrumento para el aprendizaje, como lo novedoso que les resulta:

> Mi opinión es que es muy útil, aprendemos mucho a través de él, sirve mucho para seguir estudiando. Básicamente, una herramienta donde se vuelcan todos los resultados, sirven para evaluarnos y a través de los errores ir mejorando (Miguel, 2011).

> Bueno, el portafolio me resultó útil porque me englobó todo, al hacer las guías me ayudó a integrar todo eso (Cristina, 2011).

> Bueno, la verdad que es la primera vez que estuve en contacto con este método, no lo conocía, lo conocí a través del laboratorio (Silvia, 2011).

Eh, bueno, el método es interesante, un método totalmente nuevo, te asusta al principio pero después te acomodas (Felipe, 2011).

En coincidencia con estos argumentos, Paulson y Meyer (1991), Lonka et al. (2001), Brennan y Lennie (2010) también refieren que los alumnos juzgan satisfactoriamente esta experiencia de aprendizaje, siéndole muy útil la construcción del portafolio.

Por otra parte destacan las posibilidades que el portafolio brinda para la evaluación del aprendizaje:

Bueno, el portafolio me parece una herramienta útil tanto para el docente como para el alumno, para evaluar al alumno en el día a día, y también para ir atrás y ver cómo fue evolucionando y qué fue aprendiendo (Horacio, 2011).

Es una herramienta de evaluación principalmente, también aprendés pero la finalidad es evaluar (Ezequiel, 2011).

En este sentido la bibliografía científica muestra la oportunidad que brinda el portafolio de identificar la evolución del proceso de aprendizaje por medio de la evaluación de casos clínicos, lecturas recomendadas, experiencias vividas valorando la participación de los docentes (Méndez, 2003; Alvarez y Moxley, 2004; Barbera, 2005; Rodríguez Weber y Pedraza Moctezuma, 2009).

Otro aspecto que mencionaron fue la posibilidad de implementarlo en el resto de la carrera, encontrándose opiniones contrapuestas con el nivel de preparación necesario para realizarlo tanto desde el punto de vista del docente como del alumno. En este sentido cuatro alumnos consideran que no es conveniente incorporarlo dado que no creen que sus profesores sepan ejecutarlo:

A los profesores les costaría un poco porque lleva trabajo extra, no es lo mismo que dar un teórico y tener que corregir y todo eso, sería bueno pero no sé si funcionaría (Cristina, 2011).

Se podría implementar en la carrera pero hay que estar entrenado como G., todavía no lo veo pero se pueden capacitar, darles cursos G. y M. (Tomás, 2011).

Tan solo cuatro alumnos no saben qué decisión tomar al respecto ya que no se sienten lo suficientemente preparados para poder brindar una opinión en esta temática:

La verdad no sé mucho del tema, es la primera vez que lo veo, no sé si da (Luisina, 2011).

No me puse a pensar, no se me ocurrió porque nunca lo vi, no sé del tema (Marco, 2011).

Ahora bien, algunos alumnos consideran que la única manera de poder implementarlo es capacitando a los docentes y al respecto sostienen:

Yo creo que sí, pero los docentes tienen que estar preparados y con comisiones de seis alumnos (Juan, 2011).

Me parecería interesante, un poco complicado pero un buen desafío para los docentes, antes de todo capacitarlos (Bautista, 2011).

Me parecería excelente implementarlo desde primer año, pero tendría que haber una capacitación de parte de los docentes antes de hacerla (Susana, 2011).

En este sentido, de acuerdo con Tigelaar (2006) y Cotta, Mendonça y Costa (2011) este instrumento se utiliza cada vez más en la formación y capacitación de los docentes para estimular su crecimiento profesional, para implementar metodologías innovadoras y para realizar mejoras en su desempeño laboral.

El resto de los alumnos considera apropiado incorporar esta herramienta reflexionando acerca del momento más óptimo para su inclusión en la carrera. Al respecto se encuentran diferentes opiniones:

Para algunos sería mejor incorporarlo en el ciclo básico, argumentando su utilidad para su aprendizaje:

> Sí, desde primer año en Anatomía e Histología, en materias tan básicas (Lucía, 2011).

> Totalmente se puede implementar, sería un gran avance para los alumnos (Martina, 2011).

> Sí, le daría más orden a la carrera (Marta, 2011).

En tal sentido Gordon (2003) propone la incorporación del portafolio desde el primer año de la carrera con el propósito de generar y demostrar confianza y motivación en los alumnos para ser competentes y profesionales conscientes de sus prácticas. Argumenta que los formatos de evaluación tradicionales no propician este tipo de valoraciones ni reflexiones, ya que solo apuntan a demostrar el aprendizaje disciplinar.

Un gran número de alumnos piensa que debiera implementarse a partir del ciclo clínico, en asignaturas como Medicina Interna I, en Pediatría, Ginecología:

> Sí, yo lo pondría, no sé si desde primero, podría ser en 4° en interna, en 5° en gineco y pediatría que duran más y en 6° en todas (Ornella, 2011).

> Yo creo que sí... pero... tienen que ser cuando las comisiones son de seis alumnos en el ciclo clínico (Juan, 2011).

Estaría bueno en las materias prácticas y en las de 4° y 5° más (Jerónimo, 2011).

Para otros sería mejor incluirlo en todas las asignaturas del último año de la carrera:

Sí, podría ser en toda la PFO, ahí estaría bueno, porque le permitiría a uno integrar todo (Emilia, 2011).

Bueno, creo que es una gran fortaleza que tiene el LH porque allí permite tener un registro de todos nosotros día a día durante los dos meses que duró (Walter, 2011).

Primero que esté en 6° en todas las rotaciones y las otras materias (Sergio, 2011).

Considero primero en todo 6° así no se pierde la costumbre y el entrenamiento que es muy bueno. Lástima que no lo repetimos más (Victoria, 2011).

Nuevamente en coincidencia con Gordon (2003), el uso de los portafolios en el último año de la carrera es determinante para fortalecer las habilidades profesionales tanto de comunicación como de integración entre ellos y sus futuros colegas.

Fortalezas y debilidades

La tabla que sigue muestra las fortalezas y debilidades que los alumnos entrevistados describen cuando se los interroga al respecto. A los efectos de ilustrar cada aspecto a continuación se transcribirán fragmentos contrastados con la bibliografía documentada.

Tabla 3: Fortalezas y debilidades identificadas por los alumnos

Fortalezas	Debilidades
Autoevaluación	Laboriosidad
Motivador	Gran insumo de tiempo
Favorece la organización	Formato papel
Dinámico	Corta duración
Ordenado	
Integrador de conocimientos	
Confianza	
Mayor libertad a la entrega de los trabajos	

Fuente: elaboración propia.

Los alumnos identifican una gran cantidad de fortalezas, las que serán descriptas según la frecuencia de respuesta comenzando con las más mencionadas.

Posibilidad de autoevaluación. Resaltaron la ventaja de poder ver el crecimiento diario, pudieron identificar un aprendizaje continuo y dinámico. Les da una oportunidad para ir apreciando sus progresos, sus logros, como así también la posibilidad de volver a revisar temáticas, procedimientos y habilidades.

> Importante el tema de cómo el docente va viendo cómo uno progresa, algunas actividades que les hace falta más práctica, el seguimiento y el conocer mejor a cada alumno (Bautista, 2011).

> Muchas, para mí hay un pre y post portafolio porque ayuda a ver las dificultades y luego superarlas (Susana, 2011).

A partir del cúmulo de evidencia empírica disponible (y en coincidencia con lo resaltado por los alumnos) las características propias de este instrumento son: la capacidad de evaluación de la calidad de su propio desempeño, la posibilidad de formular sus propias necesidades, el logro de la autonomía y la toma de conciencia (Danielson y Abrutyn, 2000; Driessen et al., 2003; Grant et al., 2007; Ramírez López, 2009; Kariman y Moafi, 2011; Chacón y Chacón Corzo, 2011).

Motivador. Lo describen como una experiencia novedosa con una dinámica de trabajo diferente a la acostumbrada, brindándole un valor especial:

> Útil, te hace estar al día, entretenida, no es como un *choice* o un oral, es todo lo que hacés en la rotación (Sandra, 2011).

> Bueno, el portafolio me pareció útil. Una vez terminado era un muy buen material de consulta realizado por nosotros y corregido por los docentes (Ignacio, 2011).

Coincidiendo con lo expresado por los entrevistados, Ashcroft y Hall (2006) señalan que se trata de una forma práctica de documentar el aprendizaje relacionándose más con situaciones de la vida real, aspecto que lo diferencia de los otros métodos utilizados en las asignaturas de la carrera.

Favorece la organización.

> Tenés todo junto para ver cómo fuiste en el cursado (Edith, 2011).

> Me parece que te hace estar más organizado y el que te haga hacer entregar el trabajo me parece estar ordenado y yo que soy ordenado me gusta (Cristian, 2011).

> Te permite volver y buscar las cosas y es muy ordenado (Rosalía, 2011).

Metódicos y ordenados... yo tenía déficit en varias cosas y esto me unió todo (Liz, 2011).

Estas ideas coinciden con las explicitadas por diferentes autores, quienes señalan la sistematicidad en la forma de trabajo que implica este instrumento y la responsabilidad y cumplimiento que exige al alumno para dar cuenta en tiempo y forma con los trabajos solicitados (Barbera, 2005; Ayala Aguirre y Medina Aguilar, 2006; Kariman y Moafi, 2011).

Dinamismo. Otro atributo que destacaron es la posibilidad de interactuar con los compañeros y los docentes:

Es dinámico, no es como un *choice* o un oral, te permite revisar lo que hiciste (Juan, 2011).

Te hace trabajar, interactuás más con tus compañeros y con el docente (Anabela, 2011).

De acuerdo con las investigaciones recientes en los países con mayor trayectoria en el uso de este instrumento (tanto latinoamericanos como anglosajones), queda demostrado cómo favorece el mejoramiento de destrezas colaborativas en los grupos, el trabajo grupal, las actitudes y aptitudes para la comunicación, que no son fácilmente evaluadas por los métodos tradicionales (Elango et al. 2005; Epstein, 2007; Ramírez López, 2009; Tartwijk y Driessen, 2009; Haffling et al., 2010; Cotta, Mendonça y Costa, 2011).

Integrador de conocimientos.

Podés integrar todo lo que aprendiste (Emilia, 2011).

Muchos de los estudios descriptos han focalizado en la capacidad de integrar nuevos conceptos y terminología disciplinar mediante el uso de este instrumento ya que estimula el trabajo interactivo (Danielson y Abrutyn, 2000; Driessen et al., 2003; Driessen et al., 2005; Orland-Barak, 2005; Ayala Aguirre y Medina Aguilar, 2006; Cotta, Mendonça y Costa, 2011).

Otros atributos destacados por algunos alumnos fueron la sensación de confianza que les generó ser evaluados de esta manera (Julio, 2011) y mayor libertad en la entrega de los trabajos (Felipe, 2011).

Con respecto a las *debilidades*, también se encontraron opiniones diversas y, en algunos aspectos, contradictorias, que se detallan a continuación:

Laboriosidad. Los alumnos refieren que cumplir con todos los requisitos exigidos en la estructura del portafolio que se les solicita les genera tensión, percibiendo alta sobrecarga por este tema:

> No estamos tan acostumbrados a hacerlo nosotros, si lo haría el docente sería distinto pero así nos genera mucho trabajo, hacer las cosas a tiempo (Marta, 2011).

> El hecho de escribir en puño y letra da mucho trabajo (Emilia, 2011).

> Es mucho esfuerzo y trabajo (Jorgelina, 2011).

Recientes evidencias acuerdan con lo expuesto anteriormente, dado que los alumnos reaccionan negativamente al mayor tiempo de estudio y dedicación que supone esta propuesta de trabajo a diferencia de los métodos tradicionales. También se quejan del excesivo papeleo que supone cumplimentarlo (Pozo Llorente y

García Lupión, 2006; Lago Deibe y Ferreiro Gurí, 2006; Brennan y Lennie, 2010).

Gran insumo de tiempo.

Te saca tiempo libre en tu casa (Cristina, 2011).

Lleva mucho hacer todo en tiempo y forma, uno está siempre atrasado (Hugo, 2011).

Al igual que la literatura científica, los alumnos están disconformes con el gran insumo de tiempo y la dedicación que conlleva (Birgin y Baki, 2007; Seed, 2007; Tartwijk y Driessen, 2009; Cotta, Mendonça y Costa, 2011; Agostini, Paris y Cherjovsky, 2012; Agostini, Paris y Cherjovsky, 2014).

Formato papel. Señalan la conveniencia de realizar portafolios electrónicos, ya que en su vida cotidiana es un elemento que utilizan en gran parte de sus actividades.

Hacer algo en la web estaría muy bueno y de avanzada (Juan, 2011).

Hacerlo digital sería bueno, todos lo podemos ver (Sandra, 2011).

No solamente lo escrito que se pueda adjuntar una clase oral, grabarla, videos (Carmen, 2011).

Corta duración. Necesitan contar con más semanas para poder elaborarlo bien y completo.

Factor tiempo, faltó tiempo, tendríamos que haber tenido más semanas para hacerlo bien completo (Claudia, 2011).

Varios alumnos de los entrevistados no pudieron identificar debilidades o aspectos negativos de esta herramienta y a modo de ejemplo se mencionan algunos (Carina, Mariela, Benjamín, Hugo, Agustina, 2011).

Estructura y contenido adecuados a la evaluación de competencias

Uno de los aspectos de interés en este trabajo es evaluar la percepción que los alumnos tienen acerca de los contenidos que consideran pertinentes para la evaluación de las competencias. En este sentido destacan la importancia del consentimiento informado, los registros de historias clínicas, indicaciones médicas, recetas y epicrisis. Al poder visualizarlas compendiadas en un material los alumnos describen su satisfacción por la tarea realizada y el objetivo cumplido. A continuación se transcribirán algunos ejemplos con una imagen escaneada del portafolio de los alumnos.

Ilustración 2: Indicaciones médicas

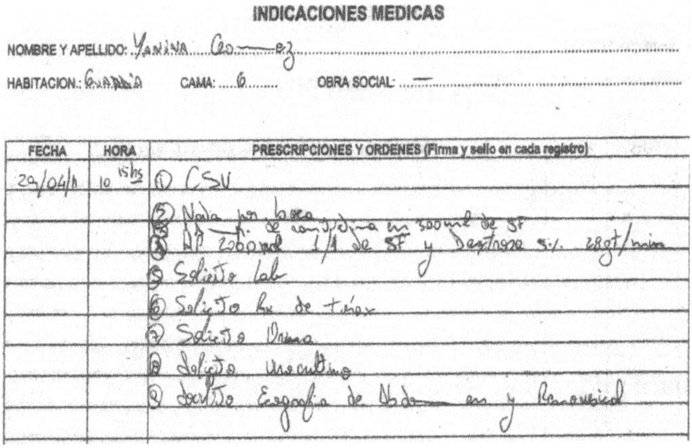

Fuente: elaboración propia.

Historias clínicas con las indicaciones médicas hechas en clase por mí mismo, me salieron por fin... por ejemplo ACV, también CAD (Alejandra, 2011).

Las historias clínicas, las que hicimos que entregábamos, recetas que nos enseñó F., ahora me salen completan, siempre me faltaba algo (Manuel, 2011).[30]

Ilustración 3: Prescripción de recetas

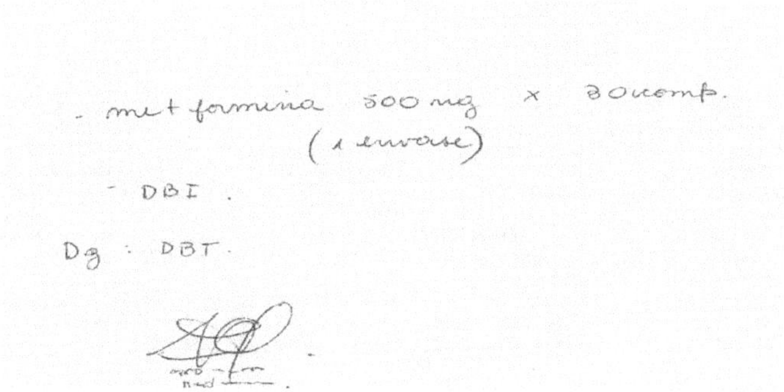

Fuente: elaboración propia.

Las recetas, de ACV, CAD, IAM, eh... cuando lo vi todo junto en el portafolio me sentía ya recibido (Felipe, 2011).

---

[30]   Competencia número 1 (Confecciona la Historia Clínica) de la dimensión Práctica clínica de la resolución Ministerial 1314/07.

Ilustración 4: Informe de Epicrisis

INFORME DE EPICRISIS

NOMBRE Y APELLIDO: Perez Juan
SEXO: Masculino
EDAD: 15 años
FECHA NACIMIENTO: desconoce
HC N°: 24555
AREA DE INGRESO: Guardia general
FECHA INGRESO: 24/11/2010 Hora: 16.45 hs
FECHA EGRESO: 02/12/2010 Hora: 11.30 hs
DIAGNOSTICO AL INGRESO: Síndrome Nefrótico y Pielonefritis
ESTADO: externado de la institución
ANTECEDENTES PERSONALES:
- Médicos: Síndrome Nefrótico diagnosticado en julio de 2009
  Nación de foco positivo para Chagas
- Farmacológicos: Prednisona 40 mg
  Enalapril: desconoce dosis
  Furosemida: desconoce dosis
  Sinvastatina: desconoce dosis
RESUMEN: paciente con diagnostico de Síndrome Nefrótico en julio de 2009 (tratado con prednisona Enalapril, Sinvastatina, furosemida) con mala adherencia al tratamiento, que consulta por un cuadro de 3 días de evolución caracterizado por edemas en miembros inferiores que progresan hasta hacerse generalizados y lumbalgia derecha continua de intensidad 10/10, que exacerba con la inspiración profunda y la tos, calma con el decúbito lateral derecho. De igual tiempo de evolución refiere disminución del ritmo diurético y doce hs previas al ingreso agrega disnea, fiebre y un episodio de hipotensión arterial. Al ingreso se tomaron cultivos y se indico tratamiento ATB empírico con AMP-S.
EXAMEN FISICO: paciente lúcido, Vigil, OTE, que impresiona moderadamente enfermo, con palidez cutáneo mucosa generalizada, Temperatura: 38 °C,   TA: 90/50 mmHg, FC: 138 lpm. Ap. Respiratorio: hipoventilación bibasal. Abdomen: distendido, doloroso a la

Fuente: elaboración propia.

Además, los portafolios que se realizan en educación médica incluyen cómo se observa, la presencia de casos clínicos y su resolución, historias clínicas de los pacientes, videos que evidencian procedimientos médicos, literatura científica y su análisis (Lonka, 2001; Lago Deibe y Ferreiro Gurí, 2006; Birgin y Baki 2007; Kariman y Moafi, 2011; Jenkins, Mash y Derese, 2012). Todos estos facilitan la reflexión del alumno anticipando su rol profesional y vislumbrando su futuro quehacer diario, lo que le da una riqueza adicional a cualquier otro instrumento de evaluación, tal como es referido por los alumnos mismos y numerosos autores (Danielson y Abrutyn, 2000; Dochy et al., 2002; Barberá, 2005;

Klenowski, 2005; Álvarez González, 2008; Rodríguez Weber y Pedraza Moctezuma 2009; Chacón y Chacón Corzo, 2011).

Otro componente muy importante, que en su gran mayoría destacaron como relevante para evidenciar el trabajo profesional, fue la resolución de los casos clínicos.[31]

> Los casos clínicos me hicieron re bien, tuve que pensar en todo, el diagnóstico y los diferenciales y terminar dando el tratamiento (Hugo, 2011).

> Los casos clínicos, el de diabetes con la CAD, estuvo re bueno, con las indicaciones (Ignacio, 2011).

> Casos clínicos con obstetricia el de pre-eclampsia (Jerónimo, 2011).

---

[31] Corresponde a la competencia número 3 (Fórmula hipótesis diagnósticas iniciales teniendo en cuenta: los datos aportados en la anamnesis, los hallazgos del examen físico y la prevalencia de las enfermedades) correspondiente a la dimensión Práctica Clínica de la resolución ministerial 1314/07.

Ilustración 5: Ejemplo de un caso

Caso Integral de la asignatura: Laboratorio de Habilidades.

Competencias a evaluar: 3;4;5;6;7 ; 9 ; 18 y 28.

CASO CLINICO

Usted es médico de guardia de un Hospital de alta complejidad y le consulta un paciente de 69 años de edad, sexo masculino por dolor abdominal continúo sin fenómeno espasmódico de 6 horas de evolución con irradiación a dorso. No está asociado a nauseas, vómitos ni diarrea. Si a síntomas neurovegetativos tales como palidez y frialdad en las extremidades.

Al examen físico: Paciente que impresiona enfermo, FR: 28ciclo por minutos, FC: 132 latidos por minutos, TA: 85/55mmHg; T: 36,5 ° C. Palidez facial y en conjuntivas; frialdad en las extremidades.

Auscultación pulmonar: BEBA sin ruidos agregados

Auscultación cardíaca: ruidos libres silencios netos no R3-R4

Abdomen: doloroso a la palpación con defensa en meso e hipogastrio, ruidos: hidroaereos disminuidos. Se palpa masa pulsátil en mesogastrio

Antecedentes personales: Angioplastia coronaria con stent en descendente anterior hace 8 años por angina inestable.

Endarterectomía carotidea derecha por AIT hace 5 años.

Altura: 1.75cm y peso 136Kg, cintura abdominal 110 cm, sn

HTA y Tabaquismo.

Antecedentes familiares: Madre IAM a los 45 años, hermano ACV a los 54 años.

Medicación actual: enalapril 10mg/12hs, atenolol 50mg/12hs, ASS 200mg/día

Fuente: elaboración propia.

Los alumnos también destacan las guías (ejercicios que orientan la ejecución de tareas que luego realizan con los simuladores) por su valor para la realización de los procedimientos médicos:

> Había siempre guías, por ejemplo, punción lumbar primero con teoría y luego con preguntas para resolver y hacer la PL (Silvia, 2011).

Ah, tenemos guías con teoría al principio, después preguntas, con indicaciones y contraindicaciones (Edit, 2011).

Guías arritmias, ICC, gineco, obstetricia, oftalmo (Elena, 2011).

Ilustración 6: Modelo de Guía de trabajo

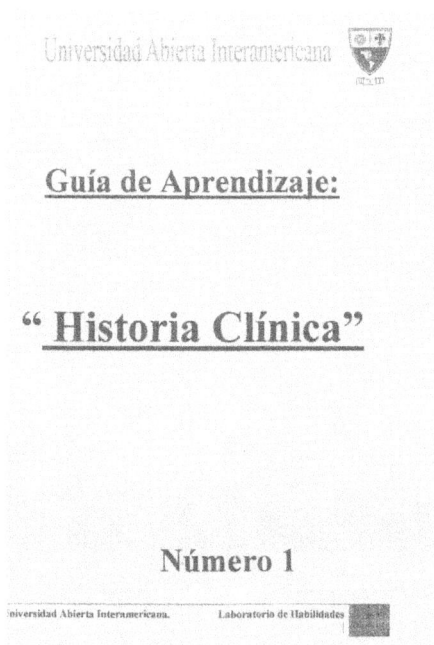

Universidad Abierta Interamericana

Guía de Aprendizaje:

" Historia Clínica"

Número 1

niversidad Abierta Interamericana.   Laboratorio de Habilidades

Fuente: elaboración propia.

Los portafolios incluyen también el registro fotográfico de los procedimientos que constituyen la dimensión de la práctica clínica, detallados en la resolución ministerial N° 1314/07. La realización de estos procedimientos y su inclusión en el portafolio es muy valorada por los alumnos, quienes refieren la satisfacción que les genera poder llevarlos a cabo y verse a sí mismos realizando suturas, intubación, colocando sondas, drenajes:

> Procedimientos, bueno, eh, son muchos digo, algunos: PAP, intubación, mamografía, sutura, agudeza visual, fondo de ojo (Victoria, 2011).

Ilustración 7: Suturas

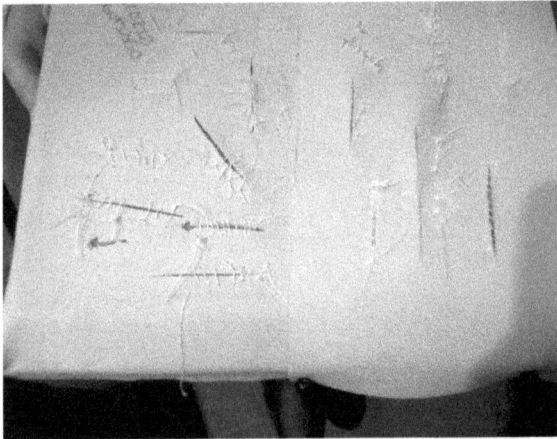

Fuente: elaboración propia.

> Eh... ECG, un CD con fotos con distintas habilidades, fondo de ojo, PAP, sondas, PL, toracocentesis, intubación, las más difíciles (Jerónimo, 2011).

Ilustración 8: Realización de Electrocardiograma y su interpretación

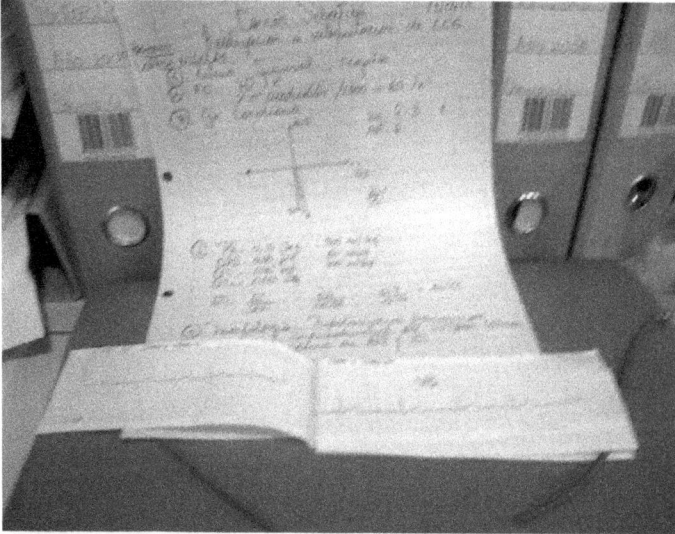

Fuente: elaboración propia.

Procedimientos como colocación sonda naso gástrica, yesos y vías periféricas (Paula, 2011).

Ilustración 9: Vías periféricas

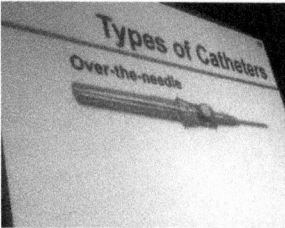

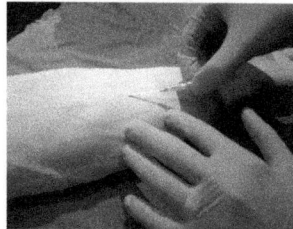

Fuente: elaboración propia.

Todos los procedimientos PL, electro, sondas, intubación, tacto rectal... me faltan más. (Benjamín, 2011).

Ilustración 10: Punción Lumbar

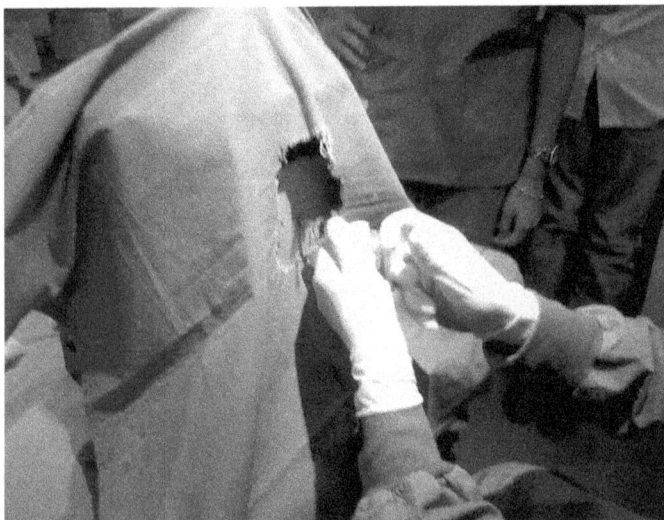

Fuente: elaboración propia.

Procedimientos... Bueno... son muchos, digo los más difíciles para mí: intubación, sonda naso gástrica, sonda vesical (Alejandro, 2011).

Ilustración 11: Intubación, colocación de sondas naso gástrica y sondas vesicales

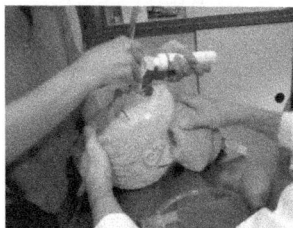

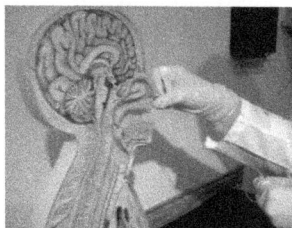

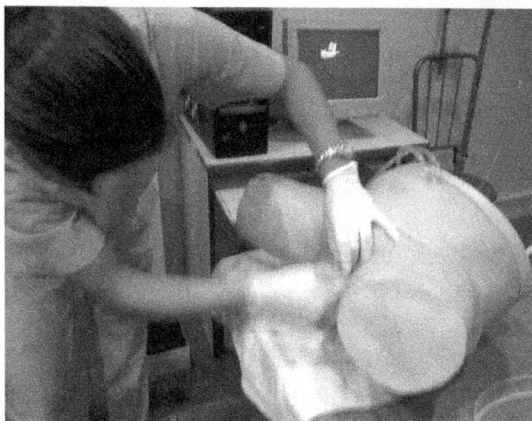

Fuente: elaboración propia.

Incluir en el portafolio literatura científica[32] tiene un valor especial ya que permite corroborar la adquisición de una competencia que el alumno seguirá realizando

---

[32] Corresponde a la competencia número 13 (buscar información en fuentes confiables) y la número 14 (analizar críticamente la literatura científica) pertenecientes a la dimensión Pensamiento Científico e Investigación, correspondiente a la resolución ministerial 1314/07.

en toda su carrera profesional. Esta labor es compleja porque los estudiantes deben: identificar revistas nacionales o internacionales de impacto en la temática, tener en cuenta el año de la publicación para preservar la vigencia, ser capaces de leer artículos en idioma extranjero:

> También analizar un trabajo científico, buscar bibliografía en inglés (Paula, 2011).

> Artículos científicos, leerlos y todo eso, yo el primero lo hice mal y después me explicaron; yo no lo había hecho nunca (Elena, 2011).

En este sentido, los hallazgos generales en esta área de investigación indican que la lectura y el análisis de material científico promueve el pensamiento crítico y reflexivo en los alumnos (Klenowski, 2005; Delmastro, 2006; Nigro, 2006; Barberá, 2009; Kariman y Moafi, 2011).

La lista de cotejos[33] fue otro documento incorporado en el portafolio, porque permite la autoevaluación del alumno, ya que deben discriminar las competencias alcanzadas a medida que transcurre el proceso de aprendizaje (Ilustración 12). A modo de ejemplo:

> La lista de cotejos, está bueno, porque te das cuenta en qué nivel la sabés hacer... es fuerte verte que te falta y tenés que seguir practicando (Brenda, 2011).

> Ehh... las listas de cotejos, nunca lo había hecho, pero me sirvió (Benjamín, 2011).

---

[33] Corresponde a la competencia número 18 (evaluar críticamente su propia práctica profesional), perteneciente a la dimensión Profesionalismo, correspondiente a la resolución ministerial 1314/07.

Ilustración 12: Lista de cotejos

CARRERA DE MEDICINA. PRÁCTICA FINAL OBLIGATORIA. IRo.
EVALUACIÓN y SEGUIMIENTO. Adaptado de Resol. 1314/07 CONEAU.

UAI Universidad Abierta Interamericana

DIMENSIONES y COMPETENCIAS	PEDIATRIA	PEDIATRIA INTERNACION	CLINICA	CARDIOLOGIA	CIRUGIA	TOCOGINECO AMBULATORIO	OBSTETRICIA MATERNIDAD	LABORATORIO HABILIDADES	GUARDIAS
PRÁCTICA CLÍNICA									
ANAMNESIS									
1. Confecciona la historia clínica								SI	
EXAMEN FÍSICO Y MENTAL									
2. Realiza el examen físico y mental completo en pacientes internados y/o ambulatorios								SI	
DIAGNÓSTICO Y TRATAMIENTO									
3. Formula hipótesis diagnósticas iniciales teniendo en cuenta la anamnesis, el examen físico y la prevalencia								SI	
4. Plantea diagnósticos diferenciales								SI	
5. Selecciona, indica e interpreta los métodos diagnósticos								SI	
6. Indica y/o realiza los tratamientos correspondientes								SI	
7. Brinda educación para la salud y consejos para autocuidado								SI	
8. Indica la derivación a la especialidad cumpliendo normas de referencia y contrareferencia								SI	
9. Gestiona con el paciente soluciones a los problemas planteados en la consulta y las acciones derivadas de la misma								SI	
10. Respeta y hacer respetar las normas de bioseguridad y asepsia								SI	
PROCEDIMIENTOS									
11. Realiza los siguientes procedimientos									
Evaluación de signos vitales								SI	
Medición de talla y peso en lactantes, niños y adultos									
Screening para agudeza visual								SI	
Fondo de ojo								SI	
Electrocardiograma de superficie								NO	
Tacto rectal y anoscopia								SI	
Especuloscopia vaginal y toma de PAP								NO	
Examen mamario								SI	
Oto y rinoscopia								NO	
Punción lumbar								SI	
Intubación nasogástrica								SI	
Intubación traqueal								NO	
Venoclisis o inyección intravenosa								NO	
Inyecciones subcutáneas e intramusculares								NO	
Canalización venosa								NO	
Cateterismo vesical								SI	
Paracentesis abdominal								NO	
Toracocentesis y aspiración								SI	
Drenaje de supuraciones subcutáneas								NO	
Curación y sutura de heridas simples								SI	
Inmovilización y traslado de pacientes								NO	
Lavado y vestido quirúrgico								SI	
Atención de parto eutócico								NO	
Atención primaria de emergencias								NO	
Maniobras de Primeros auxilios								SI	
Soporte vital básico								NO	
Atención primaria del trauma								NO	
Inmovilización de fracturas								SI	
Hemostasia ante hemorragias externas								SI	
Taponajes de epistaxis anterior								NO	

Fuente: elaboración propia.

Otra solapa del portafolio se destina a las evaluaciones. En este sentido se diferencian dos tipos de evaluaciones:

- Las que el docente realiza, corrige y devuelve a los alumnos.
- Las autoevaluaciones de los alumnos llevadas a cabo en dos momentos de la cursada: al inicio y al cierre.

Los estudiantes valoran especialmente este espacio ya que les posibilita visualizar su desempeño en forma continua y revisar las competencias alcanzadas:

> Hay un lugar para las notas y para nuestra autoevaluación (Sandra, 2011).

> También se ponen las evaluaciones y la autoevaluación (Jorgelina, 2011).

> Ponemos las evaluaciones, eso estuvo bueno porque me permitió corregirme y verla cuando quería (Lisandro, 2011).

Wilkinson et al. (2002), en coincidencia con las argumentaciones anteriores, refieren que la presencia en el portafolio de autoevaluaciones y evaluaciones permiten evidenciar en forma continua y crítica el desempeño tanto del alumno como el realizado por el docente en su labor.

Finalmente, el portafolio incluye un espacio destinado a las opiniones y sugerencias (Ilustración 13). La mayoría de los alumnos muestra su conformidad con el instrumento y sugieren mejoras tales como:

> Ah... tenemos un lugar para poner las sugerencias que queremos sobre la rotación; es muy abierto todo, yo pedí si no se puede hacer electrónico el portafolio (Benjamín, 2011).

Consignas de qué opinábamos nosotros, opiniones, yo escribí que nos den más guías de diagnóstico por imágenes; principalmente radiografía y ecografía (Nahuel, 2011).

Tenemos un lugar para sugerencias, me gusta porque es la primera vez que teníamos un lugar para dejarlas (Jorgelina, 2011).

Ilustración 13: Opiniones y sugerencias

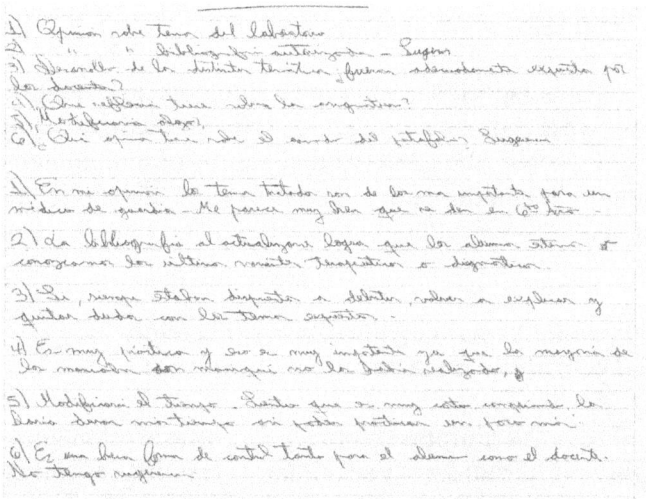

Fuente: elaboración propia.

Aspectos estresantes

Con respecto a los aspectos que les resultaron estresantes a la hora de construir el portafolio, la mayoría de los alumnos no señala ninguno. A modo de ejemplo se mencionan algunos de los entrevistados (Horacio, Liliana, Nahuel, Alejandra, Mariela, Sergio, Liz, 2011).

En cambio, un gran número de alumnos coincidieron en resaltar aspectos vinculados con la responsabilidad y con el tiempo que demanda su construcción:

Estresante no sé si es la palabra. Había que cumplir y ser ordenado, eso sí (Tomás, 2011).

Pero el tiempo era tremendo para cumplir. No estaba, yo por lo menos, en mi caso, acostumbrada (Ornella, 2011).

No obliga a estar al día (Juan, 2011).

Estos aspectos también han sido mencionados por los investigadores destacando el tiempo, la dedicación y el esfuerzo que conlleva realizar un portafolio, tensionando al alumnado (Wilkinson et al., 2002; Elango et al., 2005; Seed, 2007).

Sugerencias para optimizar la utilización del portafolio en la carrera de medicina

Algunos alumnos realizan sugerencias para enriquecer la herramienta y su implementación, tales como:
- Ampliar el tiempo para poder hacerlo con mayor soltura, de mejor calidad y disfrutarlo.

No se me ocurre nada para cambiar. Sí más tiempo, eso sí, porque hacemos muy apurados los procedimientos (Anabela, 2011).

Más tiempo, 3 semanas más para hacer los procedimientos, y otra cosa que me pareció interesantísimo son los seminarios, me gustaría que fuera uno al inicio y otro al cierre, para ver las falencias, a mí me gusta muchísimo expresarme y este es un espacio para hacerlo (Carmen, 2011).

Más casos clínicos aunque son muchos, más casos clínicos, más tiempo (Martina, 2011).

- Formato electrónico.

Ojo, está bueno así, pero podría haber algo de web, bah, digital. Hay plataformas para subir los trabajos y se te corrige desde ahí, y no te hace falta venir al laboratorio para ver un trabajo, lo ves desde cualquier lugar, casa, celular, ciber (Juan, 2011).

Sugerencia: pasarlo a formato digital como dije antes para no perder tiempo (Ernesto, 2011).

Como dije, en lugar de debilidad, sugerencia: formato digital (Sandra, 2011).

En lo concerniente a este aspecto las investigaciones más recientes coinciden en la necesidad de implementar portafolios electrónicos ya que estos presentan las siguientes ventajas: permite un registro completo del trabajo en tiempo real, ofrece la posibilidad de interactuar entre pares, mejora y promueve el intercambio académico entre profesor y alumno (Wilson et al., 2009; Luchoomun, et al., 2010; Parker, Ndoye y Ritzhaupt, 2012; Robles, 2012). Sin embargo Parker, Ndoye y Ritzhaup (2012) alertan acerca de las dificultades que podrían tener algunos alumnos con insuficiente dominio de las TIC para su construcción.

Finalmente Hung Lin, Ching Yang, Chi Lai (2013) sugieren el uso del portafolio con la asesoría de un tutor [34] por parte de los docentes.

---

[34] La importancia de la acción tutorial no sólo se ha de analizar desde el alumnado, también desde el profesorado y desde la propia institución universitaria.

- Carpeta individual para cada alumno.

Yo pondría una carpeta para cada uno, algo individual, no uno para todos. Sería útil eso para mí (Julio, 2011).

Comparación de las apreciaciones de alumnos y docentes sobre la experiencia del portafolio

Un último aspecto a considerar es la comparación de las diferencias de apreciación acerca de este instrumento entre alumnos y docentes. Si bien en la literatura especializada publicada en los últimos años no se hallaron trabajos que comparen opiniones de ambos actores, este constituye un aspecto de interés en el presente trabajo.

Diversos aspectos han sido destacados coincidentemente por docentes y alumnos tales como: utilidad, reflexión, autoevaluación y como características negativas la laboriosidad y el gran insumo de tiempo que implica. Es interesante que todos vivencien las mismas dificultades y que para ambos implique un trabajo comprometido y complejo.

La sugerencia en formato electrónico también fue una propuesta compartida, siendo importante destacar aquí que los docentes que lo implementaron hasta ahora en la universidad son nativos digitales. En este sentido sería interesante reflexionar sobre su implementación en docentes que no están acostumbrados al uso cotidiano y continuo de herramientas informáticas, aspecto que amerita futuras investigaciones.

Una última coincidencia señalada e interesante para reflexionar es la sensación de incertidumbre que experimentaron todos al empezar a trabajar con el portafolio. Esta situación, ya comentada desde la bibliografía al romper con la estructura tradicional de enseñanza y evaluación en la carrera de medicina, genera una movilización que requiere un tiempo de adaptación. A continuación se muestra una ilustración.

Ilustración 14: Aspectos coincidentes entre alumnos y docentes

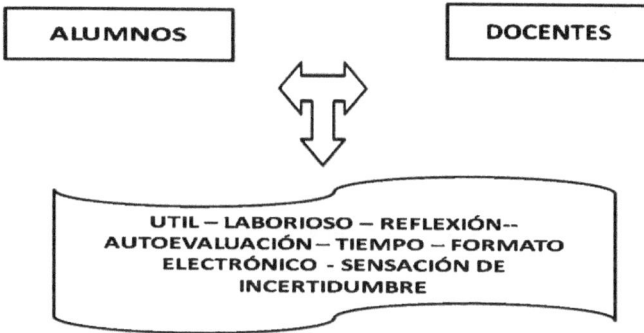

ALUMNOS

DOCENTES

UTIL — LABORIOSO — REFLEXIÓN-- AUTOEVALUACIÓN— TIEMPO — FORMATO ELECTRÓNICO - SENSACIÓN DE INCERTIDUMBRE

Fuente: elaboración propia.

Ahora bien, se encuentran diferencias en la valoración de dos aspectos. Por un lado, en lo que respecta a la posibilidad de incorporarlo en el resto de la carrera, considerando la mayoría de los alumnos hacerlo desde primer año en las asignaturas troncales. Sin embargo, los docentes no lo consideran así ya que en primer año los alumnos todavía no han adquirido las habilidades para llevarlo a cabo:

"Sí en las asignaturas, eh... podría aplicarse desde primer año aunque en realidad no, porque los alumnos no están preparados, es decir, pero más factible en las troncales y los docentes a cargo deben recibir una capacitación previa" (especialista en cardiología).

El segundo aspecto reclamado por siete alumnos fue relacionado con el factor tiempo. A modo de ejemplo:

"Factor tiempo, faltó tiempo, tendríamos que haber tenido más semanas para hacerlo bien completo" (Lorena, 2011).

Para los docentes, en cambio, el tiempo estipulado es acorde al requerimiento. En este sentido, y coincidiendo con la apreciación de los alumnos, dos recientes investigaciones (Brennan y Lennie, 2010; Grant, Vermunt, Kinnersley y Houston, 2007) destacan la necesidad de contar con más tiempo para construir el portafolio. A continuación se muestra una ilustración.

Ilustración 15: Aspectos discrepantes entre alumnos y docentes

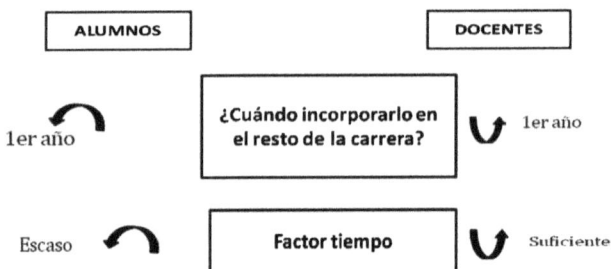

Fuente: elaboración propia.

Contradicciones y dificultades en relación con la experiencia del portafolio que emergen de las entrevistas

A continuación se detallan diversas situaciones que ejemplifican dificultades en la puesta en marcha del portafolio en la carrera de medicina de Rosario. Estos obstáculos y contradicciones fueron vivenciados tanto por los docentes como por los alumnos.

La versatilidad del portafolio y el cambio que significa en el sistema tradicional de evaluación de medicina impactan tanto en docentes como en alumnos, *generando interés pero a la vez incertidumbre e incluso algunos temores*:

> Me parece un buen instrumento de evaluación... pero la verdad... yo no sé mucho del tema (especialista en cardiología, 2011).

> Portafolio, digamos que es una evaluación con simuladores, de eso se trata (Sergio, 2011).

> Raro pero útil, me sorprendió (Mónica, 2011).

> Bueno, al principio me dio mucho miedo y después me solté (Manuel, 2011).

> Me asustó un poco al principio (Felipe, 2011).

De tal manera, varios estudios han recomendado la necesidad de guiar a los alumnos facilitando su adaptación y comprendiendo la incertidumbre e inseguridad que conlleva este cambio, así como de capacitar a los docentes para trabajar las resistencias, asumiendo tutorías para el acompañamiento del proceso (Pitt et al., 2001; Barberá, 2005; Lago Deibe y Ferreiro Gurí, 2006; Pozo Llorente y García Lupión, 2006; Brennan y Lennie, 2010; Cotta, Mendonça y Costa, 2011; Agostini, Paris y Cherjovsky, 2012). En este sentido, y en sintonía con los hallazgos de Ashcroft y Hall (2006), quienes refieren que la mayoría de los estudiantes no presentan experiencias

previas de trabajo con instrumentos de autoaprendizaje
y reflexión, los alumnos y docentes encuestados refieren:

> El portafolio, eh... fue algo totalmente nuevo, me tuve que
> adaptar al principio (Lorena, 2011).

> Yo es la primera vez que veo algo por el estilo, me tuve que
> acomodar al nuevo sistema (Alejandro, 2011).

> En las primeras dos semanas negativo, pero luego cuando
> me fui acostumbrando, positivo (Luisina, 2011).

> Es tan diferente a todo lo que hicimos siempre, que al prin-
> cipio no sabés cómo empezar (Ester, 2011).

> Cuando G. (coordinadora de laboratorio) me dijo que traba-
> jábamos con portafolio no entendí nada, qué raro, me dije
> a mí mismo, me tuvo que explicar qué era, cómo se hacía,
> yo ni lo había escuchado (residente clínica, 2011).

Con respecto a la comparación entre el desempeño
del alumno en la cursada versus la construcción de su
portafolio, la mayoría de los docentes coincide en marcar
una contradicción, dado que refieren buena elaboración
del portafolio no coincidente con el rendimiento en sus
exámenes:

> No sé por qué el portafolio siempre fue una mejor produc-
> ción que el examen final escrito que daban al cierre de la
> rotación (especialista en tocoginecología, 2011).

> El portafolio es bueno pero salen muy mal en el parcial de
> la rotación (especialista en neurología, 2011).

> El portafolio lo hacen bien pero en el parcial no salen bien,
> no sé por qué (especialista en cardiología, 2011).

En cuanto a la *responsabilidad en la construcción del portafolio* se encuentran diversas respuestas ya que los alumnos desconocen a quién le compete. Para algunos este instrumento debe ser elaborado por el alumno, para otros se trata de una construcción conjunta entre alumnos y docentes. Un grupo reducido de alumnos señala como responsables al staff de la dirección de la carrera. A modo de ejemplo se citan las siguientes respuestas:

> Lo arman alumnos y profesores, los profesores lo inician y nosotros lo seguimos (Felipe, 2011).

> El docente y el alumno, el alumno lleva todo y el docente lo archiva (Cristian, 2011).

> En conjunto el profesor con el alumno y el alumno tiene contacto (Carina, 2011).

> El docente (Benjamín y Alejandro, 2011).

> Se ocupa G. (la coordinadora) (Marisa, 2011).

> M. (la secretaria técnica de la carrera) (Marco y Mercedes, 2011).

Sin embargo, diferentes autores coinciden en que la construcción del portafolio es una actividad que le compete al alumno, el profesor puede guiarlo, orientarlo y ayudarlo (Danielson y Abrutyn, 2000; Gordon, 2003; Méndez, 2006; Utili Ramírez, 2010).

CAPÍTULO VII: PROPUESTA DE DISEÑO DE UN PORTAFOLIO ELECTRÓNICO EN LA FACULTAD DE MEDICINA

"La educación es el arma más poderosa para cambiar el mundo"

Nelson Mandela (1918-2013)

El procesamiento electrónico del texto representa el cambio más importante en la tecnología de la información desde el desarrollo del libro impreso (San Martín, 2003).

La velocidad y fragmentación son rasgos significativos de nuestra contemporaneidad. El acceso a cualquier información, la diversificación, la presencia virtual aquí y ahora es el imperativo. Utilizamos las TIC, con sumisa aceptación o a veces con crítica, pero a menudo sin observar que cada extensión tecnológica que adoptamos nunca es ajena a nuestro aparato psicológico (San Martín, 2003; Sagastizábal, 2006).

Las características relevantes de un texto hipermedial, tales como virtualidad, interacción de lenguajes verbales y no verbales, intertextualidad, ofrecen un abanico de posibilidades en los procesos de enseñanza/aprendizaje permitiendo que los conocimientos se configuren en los alumnos desde una dimensión sociocultural (San Martín, 2003).

Reflexionando sobre las diferencias que plantea la utilización de las TIC con respecto a otras herramientas surge un aspecto significativo que es estructural en las características del entorno telemático. Al espacio virtual (denominado tercer entorno por Echevarría, 2000) se lo reconoce como social y representacional porque se puede interactuar en este desarrollando prácticas diversas tales como comerciales, educativas, lúdicas.

En base a estas argumentaciones que configuran la cultura en la que el actual estudiante de medicina se inserta, se propone la construcción de un portafolio electrónico. Así, la presente propuesta se enmarca en estos conceptos y se diseña a través de un soporte electrónico.

Por todo lo antedicho el e-portafolio[35] que se propone a partir de los resultados del presente trabajo tiene las características que se ilustran a continuación.

Los alumnos y docentes accederán a través de un link, creando una cuenta con un identificador de usuario y contraseña. La portada y página de inicio será la siguiente:

---

[35]   Específicamente, el e-portafolio universitario es una herramienta que contiene los logros más relevantes de un estudiante en este periodo vital; como periodo formativo decisivo y relacionado con la profesión se prevé que este periodo ocupe una parte importante de un portafolio más extenso. A su vez no todos los portafolios electrónicos tienen un uso similar en el ámbito de la educación superior. Si bien se idearon para mostrar los logros finales y más tarde se adaptaron para acompañar el proceso de enseñanza y aprendizaje entendido como un camino progresivo de mejora cognitiva, es el uso evaluativo el que prima en nuestros días en las universidades europeas. La dificultad de captar algo tan complejo para las instituciones universitarias como las competencias, el inapelable proceso de acreditación para la homologación de estudios y la movilidad de personas hacen del e-portafolio un instrumento de uso mayoritariamente evaluativo en estos contextos universitarios.

Ilustración 16: Portada e-portafolio

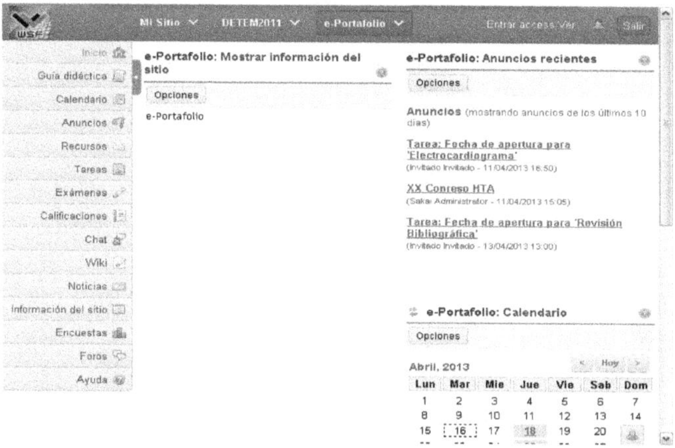

Fuente: elaboración propia.

En el margen izquierdo se muestran todas las solapas nominadas según la actividad a desarrollar.

El e-portafolio contará con las siguientes actividades para desarrollar en conjunto alumnos y docentes. Trabajarán con guías didácticas, calendario de actividades tales como participación a congresos, entrega de trabajos, salidas didácticas.

Ilustración 17: Calendario de actividades

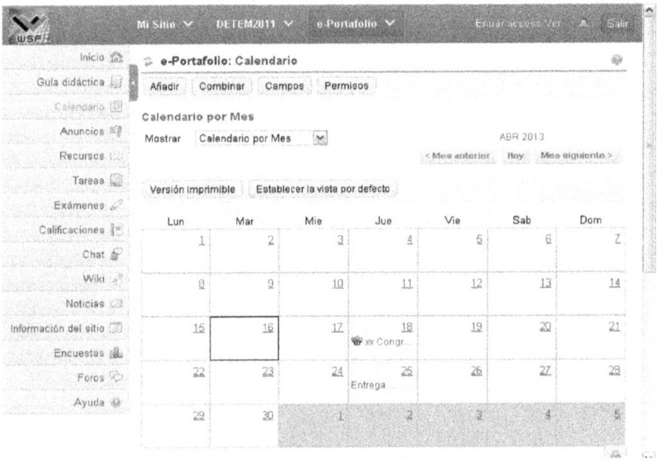

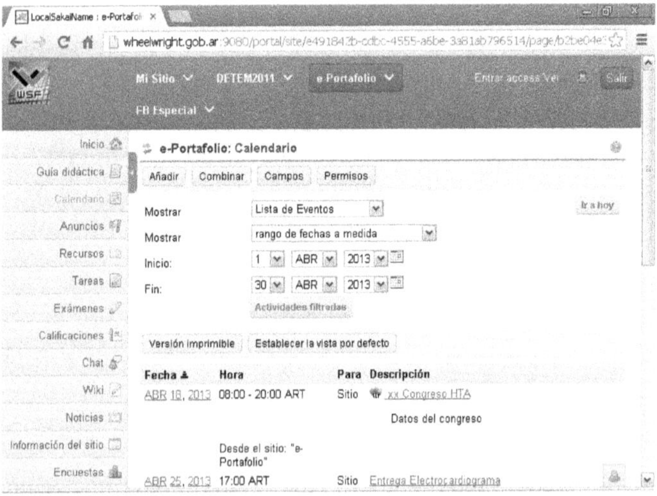

Fuente: elaboración propia.

Se podrán visualizar anuncios de actividades, los recursos disponibles en formatos PDF preferentemente para no alterar lo escrito, Word, PowerPoint, Excel.

Ilustración 18: Anuncio de actividades

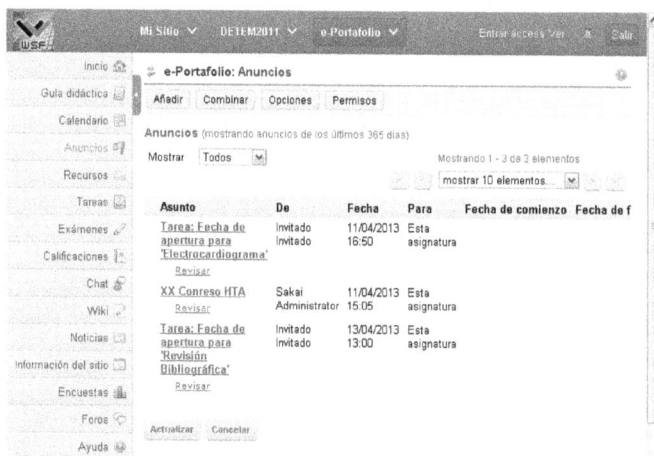

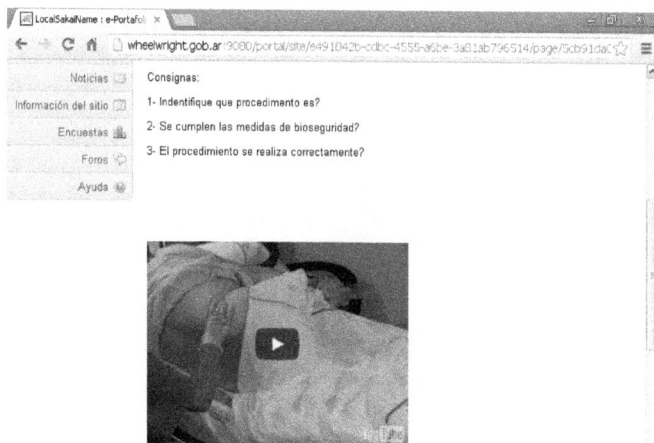

Fuente: elaboración propia.

Ilustración 19: Recursos disponibles

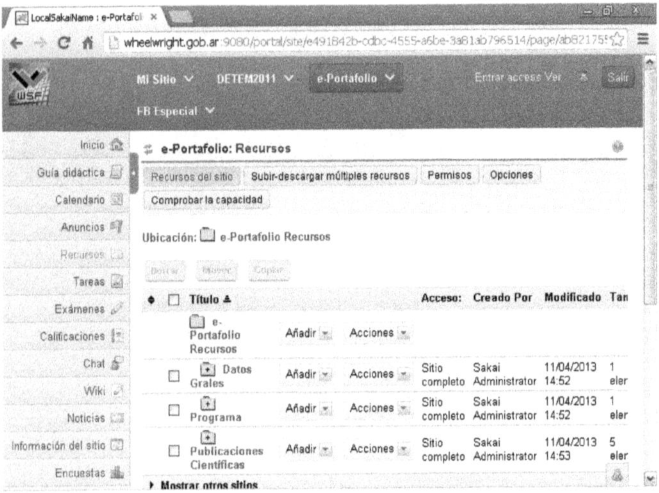

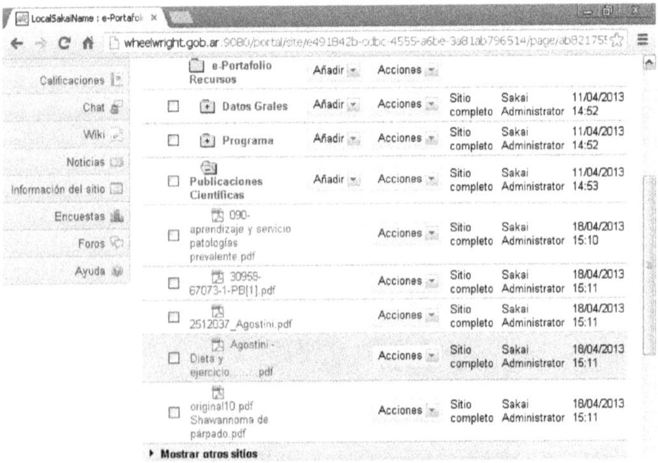

Fuente: elaboración propia.

En otra solapa estarán detalladas las tareas que se pretende que el alumno realice en un tiempo estipulado, con los objetivos y las consignas detalladas.

Ilustración 20: Tareas a realizar

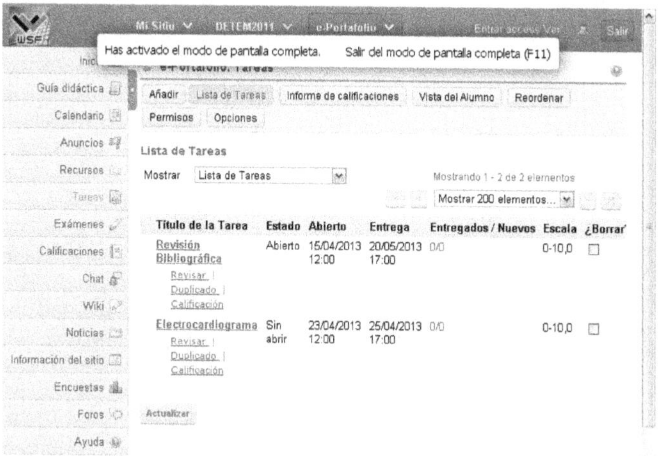

Fuente: elaboración propia.

Las evaluaciones serán individuales y se registrarán en cada momento con la puntuación obtenida.

Ilustración 21: Exámenes

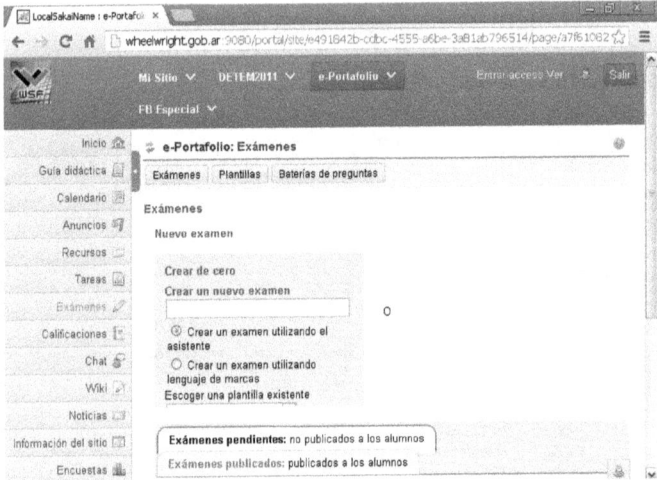

Fuente: elaboración propia.

El e-portafolio contará con un espacio que propicie el debate, la discusión y el intercambio de opiniones entre alumnos, docentes y alumnos - docentes mediante la utilización de un foro,[36] chat y noticias.

---

[36] Este espacio fue solicitado por los alumnos con el propósito de promover la comunicación entre ellos y los docentes.

Ilustración 22: Foros, Noticias

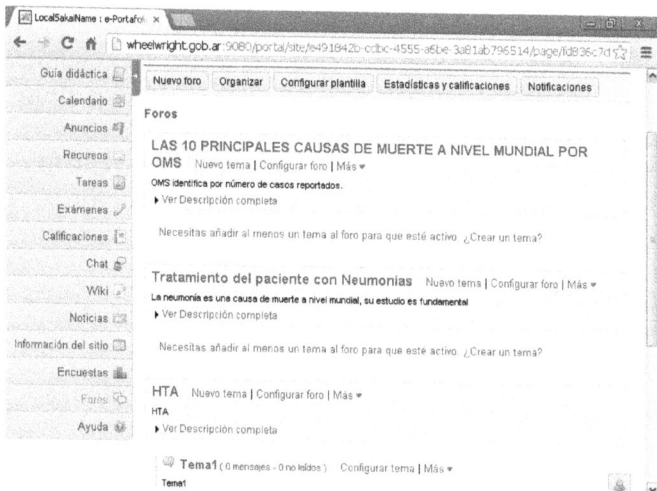

Fuente: elaboración propia.

Por último, un espacio para encuestas donde se pueda recabar información referente a la cursada.

Ilustración 23: Encuestas

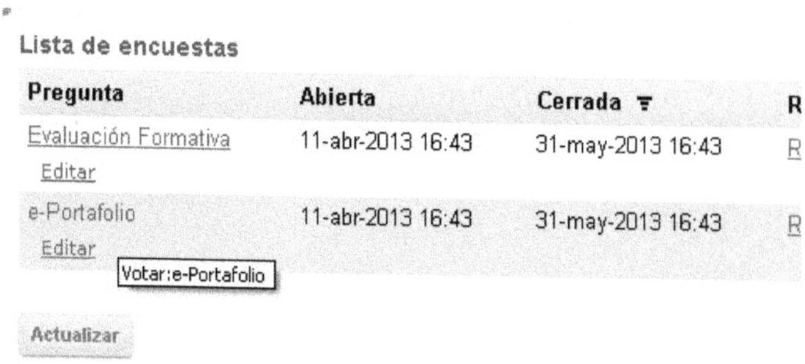

Fuente: elaboración propia.

Se puso a prueba esta plataforma con estudiantes que habían construido su portafolio en formato papel. Se los invitó a participar, se les explicó en qué consistía, se los entrenó y comenzaron a trabajar en el e-portafolio.

Luego de un mes de trabajo supervisado, los alumnos realizaron las actividades propuestas, fueron evaluados y tuvieron la posibilidad de participar en un foro. Sus apreciaciones respecto a esta propuesta fueron muy positivas y se pueden visualizar en el gráfico siguiente:

Gráfico 6: Opiniones acerca del uso del formato papel versus formato electrónico

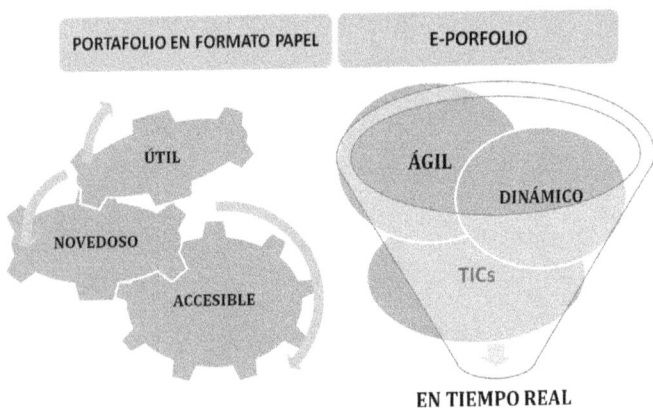

Fuente: elaboración propia.

REFLEXIONES FINALES

*"Dime y no lo olvido,
enséñame y lo recuerdo,
involúcrame y lo aprendo"*
Benjamín Franklin (1706-1790)

El portafolio es un instrumento que permite combinar un modelo educativo centrado en el aprendizaje de competencias, una acentuada participación del alumno en la clase y un tipo de evaluación que estimula la responsabilidad aplicando los conocimientos de la vida real en la práctica médica.

El aprendizaje que se logra al utilizar el portafolio puede considerarse como autodirigido, reflexivo y autocrítico. Esta modalidad de trabajo le permite al alumno integrar lo aprendido al conocimiento previo y usarlo para iniciar uno nuevo, en un proceso activo y continuo.

En base a tales consideraciones, el objetivo general del presente estudio estuvo orientado a la exploración de la valoración de alumnos y docentes acerca del portafolio como instrumento de aprendizaje y evaluación en la carrera de medicina en función de su aplicabilidad para la adquisición de competencias profesionales.

Paralelamente, se focalizó en la exploración de las opiniones, fortalezas y debilidades y el esclarecimiento de la estructura y contenido para la evaluación de las competencias. Asimismo se indagó a los alumnos acerca de los aspectos estresantes de su construcción y se compararon las respuestas obtenidas entre alumnos y docentes.

Con miras al logro de tales objetivos se efectuó una verificación empírica con alumnos, docentes y autoridades académicas de una universidad privada de la ciudad de Rosario.

Los resultados obtenidos permiten una toma de posición frente a las inquietudes que dieron origen y guiaron el proceso de investigación. En cuanto al primer objetivo que se refiere a la opinión que tienen los alumnos y docentes acerca de este instrumento las respuestas halladas denotan características positivas tales como: útil, reflexivo, capaz de objetivar y documentar las competencias, integrador de conocimientos, dinámico, flexible. Estos aspectos también han sido documentados en investigaciones recientes (Alvarez y Moxley, 2004; Driessen et al., 2006; Tigelaar, 2006; Saltman et al., 2010; Brennan y Lennie, 2010; Cotta, Mendonça y Costa, 2011). En contraposición a estas evidencias, Brennan y Lennie (2010) encuentran que para sus encuestados el portafolio solo es capaz de documentar las evidencias sin tener la capacidad de demostrar el desarrollo de estas.

En relación a los alcances de este instrumento para favorecer el aprendizaje y/o constituir una forma de evaluación, se obtuvieron diferentes respuestas tanto en alumnos como en docentes. Por un lado un grupo de docentes y de alumnos avalan el uso de este instrumento en ambas instancias al igual que Haffling et al. (2010), quienes destacan al portafolio como una herramienta potencial para el aprendizaje y la evaluación de su profesionalismo, haciendo hincapié en el desarrollo de la reflexión de sus prácticas. Por otro lado dos docentes y la mayoría de los alumnos acuerdan en su capacidad de evaluar las competencias (en coincidencia con Snadden y Thomas, 1998; Wilkinson, 2002; Lago Deibe y Ferreiro Gurí, 2006; Clay, Petrusa, Harker y Andolsek, 2007; Ramírez López, 2007; Tochel, 2009).

Con respecto a su incorporación en la carrera todos acordaban en incorporarlo en el último año con previa capacitación a los docentes (Tigelaar, 2006; Cotta, Mendonça y Costa, 2011). Un gran número de alumnos fomentaba su inclusión desde el primer año en las asignaturas troncales. Un docente no acuerda con esta postura y prefiere su inclusión en sexto año argumentando que su complejidad impide instrumentarlo con los ingresantes. Sin embargo, desde la bibliografía publicada en los últimos años, Gordon (2003) propone la incorporación del portafolio desde el primer año de la carrera con el propósito de generar y demostrar confianza y motivación en los alumnos para ser competentes y profesionales conscientes de sus prácticas. Así, argumenta que los formatos de evaluación tradicionales no propician este tipo de valoraciones ni reflexiones, ya que solo apuntan a demostrar el aprendizaje disciplinar.

La construcción del portafolio despertó sensaciones que enriquecieron este trabajo tales como sorpresas, dudas, temores (tanto en alumnos como docentes) relacionadas con la versatilidad del instrumento y lo novedoso de su aplicación en esta carrera. Es importante destacar que para la mayoría de los actores de la comunidad educativa involucrados en este estudio fue su primera experiencia con el portafolio, generando esto confusiones e inseguridades. Investigaciones recientes alertan acerca de la necesidad de comprender las inseguridades y confusiones guiando a los alumnos y docentes hasta su adaptación ya que en las primeras semanas estas percepciones son esperables (Pitt et al., 2001; Barberá, 2005; Lago Deibe y Ferreiro Gurí, 2006;

Pozo Llorente y García Lupión, 2006; Brennan y Lennie, 2010; Cotta, Mendonça y Costa, 2011).

El segundo objetivo tenía el propósito de identificar las fortalezas y debilidades percibidas por alumnos y docentes. Las fortalezas que detectaron todos hacen mención a la autoevaluación que facilita el instrumento y a su nivel de organización. Coincidentemente estas percepciones han sido explicitadas por diferentes autores (Danielson y Abrutyn, 2000; Driessen et al., 2003; Álvarez y Moxley, 2004; Pozo Llorente y García Lupión, 2006; Grant et al., 2007; Ramírez López, 2009; Haffling et al., 2010; Kariman y Moafi, 2011; Chacón y Chacón Corzo, 2011).

Con respecto a las debilidades también se hallaron coincidencias en cuanto a la mención por parte de alumnos y docentes. Por un lado lo laborioso que resulta hacer un portafolio y coordinar y corregirlo, aspecto resaltado por otros autores (Álvarez y Moxley, 2004; Tigelaar, 2006; Seed, 2007, Birgin y Baki, 2007; Tartwijk y Driessen, 2009; Cotta, Mendonça y Costa, 2011). Por otro lado, sugieren que se lleve a cabo en formato electrónico. En este sentido la literatura científica ha dado muestras representativas de su factibilidad asegurando que no cambia la esencia de este instrumento y sosteniendo sus fortalezas (Woodward y Nanlohy, 2004; Barberá, 2008; Barberá, Gewerc Barujel, Rodríguez Illera, 2009; Barrett y Garrett, 2009; Barrett et al., 2010; Luchoomun, McLuckie y van Wesel, 2010; Mok, 2012).

Siguiendo con las debilidades, un docente hizo mención a la baja confiabilidad que, presuponía, estaba implícita en este instrumento, coincidiendo con Wilkinson et al. (2002), Birgin y Baki (2007), Burch y Seggie (2008). Por tal motivo, estos autores proponen complementarlo con un rubric, una lista de cotejos o una entrevista estructurada al cierre de la cursada. Por su parte un grupo de alumnos hizo mención al gran insumo de tiempo que les demanda su construcción, debilidad también destacada por diferentes autores (Birgin y Baki, 2007; Seed, 2007; Tartwijk y Driessen, 2009; Cotta, Mendonça y Costa, 2011).

El tercer objetivo tenía como finalidad definir la estructura y el contenido que los alumnos y docentes consideraban pertinentes para la evaluación de las competencias. En lo que se refiere al formato y contenido, no se hallaron discrepancias entre ambas respuestas y resignificaron la importancia de colocar casos clínicos, historias clínicas, procedimientos representados por fotos o videos, guías de trabajo, búsqueda científica, evaluaciones, sugerencias y opiniones. Esta postura es compartida por diferentes autores, quienes hicieron mención a la necesidad de establecer objetivos concretos y tener una estructura clara al comienzo del trabajo (Danielson y Abrutyn, 2000; Lonka, 2001; Dochy et al., 2002; Barberá, 2005; Klenowski, 2005; Lago Deibe y Ferreiro Gurí, 2006; Birgin y Baki, 2007; Álvarez González, 2008; Rodríguez Weber y Pedraza Moctezuma, 2009; Chacón y Chacón Corzo, 2011; Kariman y Moafi, 2011; Jenkins, Mash y Derese, 2012).

El cuarto objetivo apuntaba a identificar los aspectos percibidos como estresantes en los alumnos en el proceso de construcción del portafolio. A diferencia de lo encontrado en la literatura, más de la mitad de los alumnos no pudieron identificar ninguno. Quienes se sintieron estresados mencionaron: mucha responsabilidad, cumplimiento estricto, fechas de entrega sin prórrogas, aspectos coincidentes con las investigaciones de Wilkinson et al. (2002), Elango et al. (2005) y Seed (2007), quienes resaltaron la compleja organización que conlleva realizar un portafolio, tensionando al alumnado.

De la comparación entre docentes y alumnos acerca de la valoración de este instrumento se desprende un alto nivel de coincidencia ya que tanto unos como otros destacan las mismas fortalezas y debilidades, y aspectos semejantes en cuanto a su disposición para construirlos y el trabajo que les significó. Solo se hallaron algunas apreciaciones no compartidas en relación al momento de implementación en la carrera, la confiabilidad del instrumento y la duración.

Como corolario del trabajo realizado y a la luz de los resultados obtenidos, las sugerencias se orientan, por un lado, a la oportunidad de implementar el portafolio en todas las asignaturas del último año de la carrera y por el otro a la necesidad de replicar este estudio en otras experiencias educativas universitarias tanto a nivel local como regional, para validad o modificar los resultados de una experiencia acotada como la realizada.

En síntesis, el presente trabajo, en su afán por colaborar con la construcción de la educación médica, no sólo ha intentado comprender y explicar las demandas y necesidades de los alumnos y docentes respecto a este instrumento, sino que pretendió aportar una reflexión acerca de la evaluación del proceso de enseñanza/aprendizaje de la medicina y sus competencias.

BIBLIOGRAFÍA

Acevedo, P. (2001). *La evaluación de una concepción del aprendizaje significativo.* Chile: Ediciones Universitarias de Valparaíso.

Agostini, M.; París, L. y Cherjovsky, R. (2011, septiembre). "El portafolio en el aprendizaje de competencias en el laboratorio de habilidades". Póster presentado al XI Congreso Argentino de Educación Médica (CAEM). Buenos Aires, Argentina.

Agostini, M.; París, L. y Cherjovsky, R. (2012, octubre). "La utilización del portafolio como método de enseñanza y evaluación en el IRO, Laboratorio de Habilidades". Póster presentado al XII Congreso Argentino de Educación Médica (CAEM). San Miguel de Tucumán, Argentina.

Agostini, M.; París, L. y Cherjovsky, R. (2014, octubre). "El portafolio en el aprendizaje de competencias en el laboratorio de habilidades". Póster presentado al XIV Congreso Argentino de Educación Médica (CAEM). Buenos Aires, Argentina

Álvarez, A. y Moxley, D. (2004). The student portfolio in social work education. Journal of Teaching in Social Work, 24 (1/2), 87-103.

Álvarez González, M. (2008). "La tutoría académica en el Espacio Europeo de la Educación Superior". Revista Interuniversitaria de Formación del Profesorado, 22(1), 49-70.

Álvarez Méndez, J. M. (2003). *La evaluación a exámenes. Ensayos críticos.* Madrid: Miño y Dávila.

Álvarez Méndez, J. M. (2008). *Evaluar para conocer, examinar para excluir*. Madrid: Morata.

Alves de Lima, A. E. (2008). "Devolución constructiva. Una estrategia para mejorar el aprendizaje". Versión *on line* consultada el 14 de noviembre de 2012.

Alves de Lima, A.; Van der Vleuten, C. (2011). "Mini-CEX: una herramienta que integra la observación directa y la devolución constructiva para la evaluación del desempeño profesional". Revista Argentina de Cardiología. 79 (6). 531-536.

Amaya Afanador, A. (2007). "¿De qué hablamos cuando decimos que enseñamos medicina con base en un currículo por aprendizaje basado en problemas?" Universitas Médica, 48 (3) 249-259.

Arbesú García, M. y Gutiérrez Martínez, E. (2013). "El portafolio en un contexto universitario: una experiencia de reflexión y autoevaluación docente". Revista de Formación e Innovación Educativa Universitaria. 6 (2), 88-108.

Arter, J. (1992). Using Portfolios in Instruction and Assessment. Educational Measurement Issues and Practices, 11 (1) 36-44.

Arter, J. A. y Spandel, V. (1992). Using portfolios of student work in instruction and assessment. Educational Measurement: Issues and Practice, 11 (1), 36-44.

Ashcroft, D. y Hall, J. (2006). Using portfolios to learn about prescribing: Qualitative insights into students experiences: Pharmacy Education; 6 (2) 91-95.

Ayala Aguirre, F. y Medina Aguilar, G. (2006). "Herramientas de Apoyo: El Portafolio. La experiencia de la Escuela de Medicina de Tec de Monterrey". Educación Médica, 9 (2) 1-5.

Barberá, E. (2005). "La evaluación de competencias complejas: la práctica del portafolio". Educere; 31, 497-504.

Barberá, E.; Bautista, G.; Espasa, A.; Guasch, T. (2006). "Portafolio electrónico: desarrollo de competencias profesionales en la red". Revista de Universidad y Sociedad del Conocimiento; 3 (12) 1-9.

Barberá, E. (2008). *El estilo e-portafolio*. Barcelona: UOC.

Barberá, E.; Gewerc Barujel, A.; Rodríguez Illera, J. (2009). "Portafolios electrónicos y educación superior en España: situación y tendencias". RED, Revista de Educación a DistanciaVIII; 2-13.

Barragán Sánchez, R. (2005). "El portafolio, metodología de evaluación y aprendizaje de cara al nuevo Espacio Europeo de Educación Superior. Una experiencia práctica en la Universidad de Sevilla". Revista Latinoamericana de Tecnología Educativa, 4 (1), 121-140.

Barrett, H. y Garrett, N. (2009). Online personal learning environments: Structuring electronic portfolios for lifelong and life wide learning. On the Horizon, 17, 142-152.

Barrett, H. (2010). Balancing the two faces of ePortfolios. Educação, Formação y Tecnologías, 3 (1): 6-14.

Bertrán, A. (2005). "Primeras experiencias de uso de la Guía para la evaluación y mejora de la educación inclusiva en el Estado español". Revista Electrónica Iberoamericana sobre Calidad, Eficacia y Cambio en Educación, 3 (1), 464-467.

Birembaum, M. (1997). Assessment Preferences and their relationship to learning strategies and orientations. Higher Education 33, 71-84.

Birgin, O. y Baki, A. (2007). The Use of Portfolio to Assess Student's Performance. Journal of Turkish Science Education, 4 (2) 75-90.

Bordas, M. y Cabrera, F. (2001). "Estrategias de Evaluación de los Aprendizajes Centrados en el Proceso". Revista Española de Pedagogía; 218: 25-48.

Brailovsky, C.; Charlin, B.; Beasoleil, S.; Cote, S.; Van der Vleuten, C. (2001). Measurement of clinical reflective capacity early in training as a predictor of clinical reasoning performance at the end of residency: an experimental study on the script concordance test. Medical Education; 35, 430-436.

Brailovsky, C. A. y Grand'Maison, P. (2000). Using evidence to improve evaluation: A comprehensive psychometric assessment of a SP-based OSCE licensing examination, Advances in Health Sciences Education, 5, 207-219.

Brennan, K. y Lennie, S. (2010). Students' experiences and perceptions of the use of portfolios in UK preregistration dietetic lacements: a questionnaire-based study. J Hum Nutr Diet, 23 133-143.

Brissón, M.; Galli, A. (2005). Conferencia Argentina de Educación Médica: agendas, aportes y temas emergentes. Educ Med, 8: 38-47.

Buckley, S.; Coleman, J.; Davison, I.; Khan, K.; Zamora, J.; Malick, S.; Morley, D.; Pollard, D.; Ashcroft, D.; Popovic, C. y Sayers, J. (2009). The educational effects of portfolios on undergraduate student learning: A Best Evidence Medical Education (BEME) Review. BEME Guide No. 11. Medical Teacher, 31, 282-298.

Burch, V. y Seggie, J. (2008). Use of a structured interview to assess portfolio-based learning. Medical Education; 42: 894-900.

Camilloni, A. R. (1998). *La evaluación de los aprendizajes en el debate didáctico contemporáneo.* Buenos Aires: Paidós.

Camilloni A.R.; Celman, S.; Litwin, E.; Palau de Maté, M. (2008). *La evaluación de los aprendizajes en el debate didáctico contemporáneo.* Buenos Aires: Paidós.

Cano García, M. (2008). "La evaluación por competencias en la educación superior". Profesorado. Revista de curriculum y revisión del profesorado, 12 (3) 1-16.

Chacón, C. y Chacón Corzo, M. (2011). "El uso del portafolio en la Enseñanza de Lenguas Extranjeras". Atención Pedagógica, 20, 12-41.

Cherjovsky, R. (2009). "Introducción a la problemática de las competencias y su evaluación". Educación Médica Permanente, 1 (2), 26 -106.

Cherjovsky, R. (2013). "Evaluación de competencias en medicina". Debate Universitario 1 (2), 19-43. Revista on line disponible en http://ppct.caicyt.gov.ar/index.php/debate-universitario, consultado el 27 de mayo de 2013.

Cisneros Cohernour, E. (2008). "El portafolio como instrumento de evaluación docente. Una experiencia del sureste de México". Revista Iberoamericana de Evaluación Educativa, 1 (3), 154-162.

Clay, A.; Petrusa, E.; Harker, M.; Andolsek, K. (2007). Development of a web-based, specialty specific portfolio. Medical Teacher; 29: 311-316.

Colbert, C.; Ownby, A. y Butler, P. (2008). A review of portfolio use in residency programs and considerations before implementation. Teaching and Learning in Medicine, 20 (4), 340-345.

Correa, J. (2012). "La importancia de la evaluación por competencias en contextos clínicos dentro de la docencia universitaria en salud". Ciencias Salud, 10 (1), 73-82.

Cotta, R.; Mendonça, E.; Costa, G. (2011). Portfolios reflexivos: construindo competências para o trabalho no Sistema Único de Saúde. Rev Panam Salud Pública, 30 (5), 415-21.

Danielson, C. y Abrutyn, L. (2000). *Una introducción al uso de portafolios en el aula.* Argentina: Fondo de Cultura Económica.

Davis, M.; Friedman Ben-David, M.; Harden, R.; Howie, P.; Ker, J.; McGhee, C.; Pippard, M.; Snadden, D. (2001). Portfolio assessment in medical students' final examinations. Med Teach, 23, 357-366.

Dekker, H.; Driessen, E.; Ter Braak, E.; Scheele, F.; Slaets, J.; Van der Molen, T.; Cohen-Schotanus, J. (2009). Mentoring portfolio use in undergraduate and postgraduate medical education. Med Teach, 31 (10), 903-9.

Delmastro, A. (2006). "El uso del portafolio en la enseñanza de lenguas extranjeras perspectiva del docente". Investigación y Postgrado, 20 (2), 187-211.

Díaz Barriga, A. (2006). "El enfoque de competencias en educación. ¿Una alternativa o un disfraz del cambio?" Revista Perfiles Educativos, 3, XXVIII (111), 7-36.

Dochy, F.; Seegers, M. y Dierick, S. (2002). "Nuevas Vías de Aprendizaje y Enseñanza y sus Consecuencias: Una Nueva Era de Evaluación". Boletín de la Red Estatal de Docencia Universitaria, 2 (2), 13-29.

Downing, S. (2006). Selected-Response Item Formats in Test Development. En: Downing SM (Ed) Handbook of Test Development. LEA, 287-301.

Driessen, E.; Van Tartwijk, J.; Vermunt, J.; Van der Vleuten, C. (2003). Use of portfolios in early undergraduate medical training. Med Teach, 25, 18-23.

Driessen, E.; Van Tartwijk, J.; Overeem, K.; Vermunt, J.; Van der Vleuten, C. (2005). Conditions for successful reflective use of portfolios in undergraduate medical education. Med Educ, 39, 1230-1235.

Driessen, E.; Van der Vleuten, C.; Schuwirth, L.; Van Tartwijk, J.; Vermunt, J. (2005). The use of qualitative research criteria for portfolio assessment as an alternative to reliability evaluation: a case study. Med Educ, 39, 214-220.

Driessen, E.; Overeem, K.; Van Tartwijk, J.; Van der Vleuten, C. y Muijtjens, A. (2006). Validity of portfolio assessment: which qualities determine ratings? Medical Education, 40, 862-866.

Driessen, E.; Van Tartwijk, J.; Van der Vleuten, C. y Val Was (2007). Portfolios in medical education: why do they meet with mixed success? A systematic review. Medical Education, 41, 1224-1233.

Driessen, E.; Muijtjens, A.; van Tartwijk, J. y van der Vleuten, C. (2007). Web or papel-based portfolios: is there a difference? Medical Education, 41, 1067-1073.

Gelango, S.; Jutt, R.; Lee, L. (2005). Portfolio as a Learning Tool: Students Perpective. Ann Acad med Singapore, 34, 511-514.

Epteins, R. (2007). Assessment in Medical Education. N Engl J Med, 356, 387-396.

Fernández Sacasa, J. (2008). "Consideraciones sobre la enseñanza objetiva de la medicina". Salud en Cuba y el Mundo, 3 (2), 4-9.

French, R. (1992). Portfolio Assessments and LEP Students. Teacher Education, 37, 1-17.

Friedman, B.; Davis, M. H.; Harden, R. M.; Howie, P. W.; Ker, J. y Pippard, M. J. (2001). AMEE medical education guide no. 24: Portfolios as a method of student assessment. Medical Teacher, 23, 535-551.

Galli, A. (2009). "Situación actual de la educación médica en Argentina". Educ Med; 12: 3-5.

Gans, R. (2009). Mentoring with a formative portfolio: A case for reflection as a separate competency role. Med Teach 31(10) 883-884.

García Doval, F. (2005). "El papel de los portafolios electrónicos en la enseñanza aprendizaje de las lenguas". Glosas didácticas; 14: 1-128.

García Hernández, E. (2000). "Algunas aplicaciones del portafolio en el ámbito educativo". http://www.quadernsdigitals.net/index.php?accionMenu=hemeroteca. Consultado el 15 de junio de 2011.

Gómez-López, V.; García-Ruiz, M.; Ramírez-Martínez, J.; Saldaña-Cedillo, S.; García-Galaviz, J.; Peña-Maldonado, A. (2008). "Instrumento de evaluación de la práctica docente en medicina. Propuesta y validación". Rev. Fac. Med. UNAM 51:3.

González-González, J.; Mancillas-Adame, L.; Lavalle-González, F.; Montes-Villareal, J.; García-Hernández, P.; Zúniga-Guajardo, S.; Ayala-Villarreal, J.; Villarreal-Pérez, J. (2010). "Aptitud de los alumnos de pregrado de la carrera de Medicina ante dos modelos de evaluación: El caso de Endocrinología". Medicina Universitaria; 12(47) 106-111.

Goodyear, H. M.; Bindall, T. y Wall, D. (2013). ¿How useful are structured electronic Portfolio templates to encourage reflective practice? Medical Teacher 35, 71-73

Gordon, J. (2003). Assessing students' personal and professional development using portfolios and interviews. Medical Education; 37, 335-340.

Grant, A.; Vermunt, J.; Kinnersley, P. y Houston, H. (2007). Exploring students' perceptions on the use of significant event analysis, as part assessment process in general practice, learning how to use reflection in learning. BMC Medical Education, 7(1) 1-8.

Grant, A. y Dormant, T. (2011). ¿What is a learning portfolio? Continuing education 1-5.

Green M.; Reddy, S.; Holmboe, E. (2009). Teaching and evaluating point of care learning with an internet-based clinical-question portfolio. Journal of Continuing Education in the Health Professions, 29(4) 209-219.

Hall, K. y Burke, W. (2003). Making formative assessment work - Effective practice in the primary classroom. UK: Open University Press.

Hudson, J. N. y Vernon-Roberts, J. M. (2000). Assessment - putting it all together. Medical Education, 34(11) 953-954.

Irigoin, M. y Vargas, F. (2002). "La formación basada en competencias". En: Competencia laboral; manual de conceptos, métodos y aplicaciones en el sector salud. Montevideo: OPS C; 177-214.

Haffling A.; Beckman, A.; Pahlmblad, A. y Edgren, G. (2010). Students' reflections in a portfolio pilot: Highlighting professional issues. Medical teacher; 32: 532-540.

Hartmann, C. y Calandra, B. (2007). Diffusion and reinvention of e-portfolio design practices as a catalyst for teacher learning. Technology, Pedagogy and Education, 16(1), 77-93.

Hung Lin, C.; Ching Yang, S.; Chi Lai, C. (2013). Support as a mediator of the impact of cognitive load on students e-portfolio learning outcomes. Social Behavior and Personality, 41(1), 17-30.

Jenkins, L.; Mash, B. y Derese, A. (2012). Development of a portfolio of learning for postgraduate family medicine training in South Africa: a Delphi study. Family Practice; 13(11), 1-10.

Kaftan, J.; Buck, G.; Haack, A. (2006). Using Formative Assessments to Individualize Instruction and Promote Learning. Middle School Journal, 37(4): 44-49.

Kariman, N. y Moafi, F. (2011). Effect of portfolio assessment on student learning in prenatal training for midwives. J Educ Eval Health Prof. 8: 2. Published online 10.3352/jeehp.2011.8.2.

Kilpatrick, D. L. (1967). Evaluation of training. En Craig RL, Bittel LR eds. Training and development handbook. New York: McGraw Hill Book Company.

Klenowski, V. (2005). *Desarrollo de portafolios para el aprendizaje y la evaluación.* Madrid: Narcea.

Lafuente, J.; Escanero, J.; Manso, J. M.; Mora, S.; Miranda, T.; Castillo, M.; Díaz-Veliz, G.; Gargiulo, P.; Bianchi, R.; Gorena, D.; Mayora, J. (2007). "El diseño curricular por competencias en educación médica: impacto en la formación profesional". Educ. médica; 10(2) 86-92.

Le Boterf, G. (2000). *Ingeniería de las competencias.* Barcelona: Gestión.

Litwin, E. (1997). *Las configuraciones didácticas. Una nueva agenda para la enseñanza superior.* Buenos Aires: Paidós.

Lonka, K.; Slotte, V.; Haulttunen, M.; Kurki, T.; Tiitinen, A.; Vaara, L.; Paavonen, J. (2001). Portfolios as a learning tool in obstetrics and gynaecology undergraduate training. Med Educ.; 35(12) 1125-30.

Luchoomun, D.; McLuckie, J. and Van Wesel, M. (2010). Collaborative e-Learning: e-Portfolios for Assessment, Teaching and Learning. Electronic Journal of e-Learning; 8(1) 21-30.

Lyons, N. (compiladora) (1999). *El uso de portafolios. Propuestas para un nuevo profesionalismo docente.* Argentina: Amorrortu.

Martínez-Clares, P.; Martínez-Juárez, M.; Muñoz-Cantero, J. M. (2008). "Formación basada en competencias sanitaria: aproximaciones a enfoques y modelos de competencia". Relieve, 14(2) 1-23.

Mcdonald, R,; Boud, D.; Francis, J. Y Gonczi, A. (2000). Nuevas perspectivas sobre la evaluación. Boletín Cinterfor, 149, 41-72.

Matus Sepúlveda, G. (2005). "La influencia de un programa de intervención de formación de usuarios autónomos en los procesos de enseñanza aprendizaje del alumnado de la Universidad de Playa Ancha". Valparaíso, Chile. Ciencias de la Información; 36(3) 3-12.

Mazmanian P., Feldman, M. (2011). Theory is needed to improve education, assessment and policy in self-directed learning. Med. Educ. 45 (4) 324-326.

Méndez, J. (2003, diciembre). Instrumentos de Evaluación. Taller en Línea: Evaluación del Aprendizaje en Educación a Distancia Ponencia presentada en XIII Encuentro de Educación a Distancia, Guadalajara, México.

Méndez, J. (2006) Evaluación del Aprendizaje y Calidad de los Programas de Educación a Distancia. Revista Cognición; 7, 18-26.

Miller, G. (1990). The assessment of clinical skills competence performance. Academic Medicine, 65, 63-67.

Morales Vallejos, P. (2006). "Las pruebas objetivas: normas, modalidades y cuestiones objetivas". Madrid: Universidad Pontificia Comillas.

Mok, J. (2012). As student, I do think the learning effectiveness of electronic portfolios depend, to quite o large extent, on the actitudes of student. The Electronic Journal of e-Learning. 10 (4) 407-418.

Morris, M.; Gallagher, T.; Ridgway, P. (2012). Tools used to assess medical students competence in procedural skills at the end of a primary medical degree: a systematic review. Med. Educ. Online 17: 1-7.

Nicol, D. y Macfarlane-Dick, D. (2006). Formative assessment and selfregulated learning: a model and seven principles of good feedback practice. Higher Education: 31, 199-218.

Nigro, P. (2006). "Leer y escribir en la Universidad: propuestas de articulación con la educación media". Educación y educadores; 9 (002) 119-127.

Orland-Barak, L. (2005). Portfolios as evidence of reflextive practice: what remain "untoil". Educational Research, 47 (1) 25-44.

Orozco Fuentes, B. (2006, abril). "Aprendizajes socialmente significativos: en diálogo y tensión con los discursos del aprendizaje y las competencias en educación". Ponencia presentada en el Foro: 50 años del Colegio de Pedagogía. Facultad de Filosofía y Letras, México.

Plaza, C. M.; Draugalis, J. R.; Slack, M. K.; Skrepnek, G. H. y Sauer, K. A. (2007). Use of reflective portfolios in health sciences education. American Journal of Pharmaceutical Education, 71 (2), 1-6.

Pérez Rendón, M. M. (2014). "Evaluación de competencias mediante portafolios. Perspectiva educacional formación de profesores". 53 (1) 15-35.

Parker, M.; Ndoye, A. y Ritzhaupt, A. (2012). Qualitative Analysis of Student Perceptions of E-Portfolios in a Teacher Education Program. Journal of Digital Learning in Teacher Education; 28 (3) 99-107.

Paulson, F.; Paulson, P.; Meyer, C. (1991). What make a portfolio a portfolio? Educational Leadership, 48(5) 60-63.

Perrenoud, P. H. (2008). "Construir las competencias, ¿es darle la espalda a los saberes?" Red U. Revista de Docencia Universitaria, número monográfico II "Formación centrada en competencias (II)". Consultado (30-04-2012) en http://www.redu.m.es/Red_U/m2.

Pitts, J.; Coles, C. y Thomas, P. (1999). Educational portfolios in the assessment of general practice trainers; reliability of assessors. Medical Education. 33, 515-520.

Pitts, J.; Coles, C. y Thomas, P. (2002). Enhancing reliability in portfolio assessment: discussions between assessors. Medical Teacher. 24, 197-201.

Pozo Llorente, M. T. y García Lupión, B. (2006). El portafolio del alumnado: una investigación-acción en el aula universitaria. Revista de educación, 341: 737-756.

Powers, D.; Thomson, S., Ramírez López, N. (2009, abril). "El portafolio de evidencia de práctica clínica:

Instrumento de evaluación de las competencias de estudiantes de medicina". Poster presentado en 4to Foro de Investigación Educativa, México.

Rigo Lemini, M. (2013). "El caso de un portafolio electrónico docente: formación, actividad reflexiva y percepción social". Perspectiva Educacional, formación de profesores; 52(2) 60-85.

Robles, A. (2012). Cyber Portfolio: The Innovative Menu for 21 st Century Technology. Psychology Research, 2 (3) 143-150.

Rodríguez Weber, F. y Pedraza Moctezuma, L. (2009). "Fundamentos para la implantación del portafolio académico como otro elemento en la evaluación del residente". Med. Int. Mex.; 25 (5) 393-394.

Rozman, C. (1997). "La educación médica en el umbral del siglo XXI". Med. Clin. Barc.; 108: 582-586.

Ruiz Barría, G. (2009). "El enfoque de la formación profesional en torno a la generación de competencia: ¿ejercicio impostergable o lo que sucedió a un rey con los burladores que hicieron el paño?" Estudios Pedagógicos; 35, 287-299.

Sacristán, G. J. (1988). "El currículum: una reflexión sobre la práctica". Madrid: Morata.

Sacristán, G. J. et al. (2009). "Evaluar el aprendizaje en una enseñanza centrada en las competencias". En: Gimeno Sacristán et al. *Educar por competencias. ¿Qué hay de nuevo?* Madrid: Morata.

Saltman, D.; Tavabie, A.; Kidd, M. (2010). The use of reflective and reasoned portfolios by doctors. Journal of Evaluation in Clinical Practice; 18: 182-185.

Sandars, J. (2009). The use of reflection in medical education: AMEE guide no. 44. Med Teach 31: 685-695.

Santos Guerra, M. (1999). *La evaluación, un proceso de diálogo, comprensión y mejora.* Buenos Aires: Editorial Magisterio del Río de la Plata.

Santos Guerra, M. (2007). *La evaluación como aprendizaje: la flecha en la diana.* Buenos Aires: Bonum.

Shepherd, C. E. y Hannafin, M. (2011). Supporting preservice teacher inquiry through electronic portfolios. Journal of Technology and Teacher Education, 19, 189-207.

Stanton. F.; Grant, J. (1999). Approaches to experimental learning, course delivery and validation in medicine. A background documental. Medical Education; 33 (4) 292-297.

Stake, R. y Mouzourou, C. (2013). Dos pasos adelante y uno atrás: los portafolios en la evaluación educativa. En Arbesú, I. y Díaz Barriga, F. (coords.). Portafolio docente. Fundamentos, modelos y experiencias, (pp. 57-85). México: UAM-X, Ediciones Díaz de Santos.

Seed, K. (2007). Learning portfolios in psychiatric training. The Psychiatrist; 31, 310-312.

Snadden, D.; Thomas, M. (1998). Portfolio learning: does it work? Med. Educ.; 32, 401-406.

Sociedad Española de Educación Médica (SEDEM). (2004). Declaración del Lazareto de Mahón: Evaluación de las Competencias Profesionales en el Pregrado. Educación Médica; 7 (4) 103-105.

Shores, F.; Grace, C. (1998). The portfolio book, a step-by-step guide for teachers. United States: Gryphon House.

Shumway, J. M. y Harden, R. M. (2003). AMEE Guide No. 25: The assessment of learning outcomes for the competent and reflective physician. Med Teach; 25, 569-584.

Stenhouse, L. (1975). *Investigación y desarrollo del currículum*. Madrid: Morata.

Strudler, N. y Wetzel, K. (2012). Electronic Portfolios in Teacher Education: Forging a Middle Ground. Electronic Portfolios in Teacher Education, 44(2) 161-173.

Tartwijk, J. V.; Driessen, E. W. (2009). Portfolios for assessment and learning: AMEE Guide no. 45. Med Teach; 31 (9) 790-801.

Tigelaar, D.; Dolmans, D.; De Grave, W.; Wolfhagen, I. y Van Der Vleuten, C. (2006). Participant ´opinions on the usefulness of a teaching portfolio. Medical Education; 40: 371-378.

Tochel, C.; Haig, A.; Hesteth, A.; Cadzow, A.; Beggs, K.; Colthart, I. y Peacock, H. (2009). The effectiveness of portfolios for post-graduate assessment and education: BEME Guide No 12. Medical Teacher, 31 320-339.

Utili Ramírez, F. (2010). "Simulación en el aprendizaje, práctica y certificación de las competencias en medicina". ARS, Médica en línea. Revista de Estudios Médicos Humanísticos. http://hdl.handle.net/10336/2862. Buscado el 15-02-2013.

Valero, M.; Aramburu, J.; Elandi Banos, J.; Senti, M.; Pérez, J. (2007). "Introducción de un portafolio para fomentar competencias transversales de los Estudiantes universitarios". Educación Médica; 10(4) 244-251.

Van der Vleuten, C. P. M. (1996). The assessment of professional competence: Developments, research and practical implications. Advances in Health Sciences Education, 1(1) 41-67.

Van der Vleuten, C. P. M. y Schuwirth, L. (2005). Assessing professional competence: from methods to programmes. Med. Educ. 3, 309-317.

Van der Vleuten, C. P. M. y Verhoeven, B. (2013). In-training assessment developments in postgraduate education in Europe. ANZ J. Sur 83, 454-459.

Van Schaik, S.; Plant, J. y O`Sullivan, P. (2013). Promoting self-directed through portfolio in undergraduate medical education: The mentors´ perspective. Med Teacher 35, 139-144.

Van Tartwijk, J.; Driessen, E. W. (2009). Portfolios for assessment and learning: AMEE Guide no. 45. Med Teach 31(9) 790-801.

Wass, V.; McGibbon, D.; Van der Vleuten, C. P. M. (2001). Composite undergraduate clinical examinations: how should the components be combined to maximize reliability? Med. Educ.; 35, 326-330.

Wang, S. (2009). E-Portfolios for integrated reflexion. Issues in Informing Science and Information Technology, 6, 449-460.

Wilkinson, T.; Challis, M.; Hobma, S. O.; Newble, D. I.; Parboosingh, J. T.; Sibbald, R. G. y Wakeford, R. (2002). The use of portfolios for assessment of the competence and performance of doctors in practice. Medical Education; 36: 918-924.

Wilson, K.; Crowe, M.; Singh, J.; Pyles, R. (2009). Using electronic portfolios to measure student gains from mentored research. Council on Undergraduate Research Quarterly, 29(3), 26-32.

Woodward, H. y Nanlohy, P. (2004). Digital portfolios: fact or fashion? Assessment and Evaluation in Higher Education, 29(2) 227-238.

Zabalza, M. (1997). *Diseño y desarrollo curricular*. Madrid: Narcea. (8va ed.).

Zabalza, M. (2003). Competencias docentes del profesorado universitario: Calidad y desarrollo profesional. Madrid: Narcea.

Esta tirada de 100 ejemplares se terminó de imprimir en enero de 2015 en Imprenta Dorrego, Dorrego 1102, CABA

www.ingramcontent.com/pod-product-compliance
Lightning Source LLC
Chambersburg PA
CBHW021600210326
41599CB00010B/534